花千樹

演化醫學病歷簿

都市病溯源，看基因的變奏、遺傳與天擇

上古篇

麥煒和醫生 著

目錄

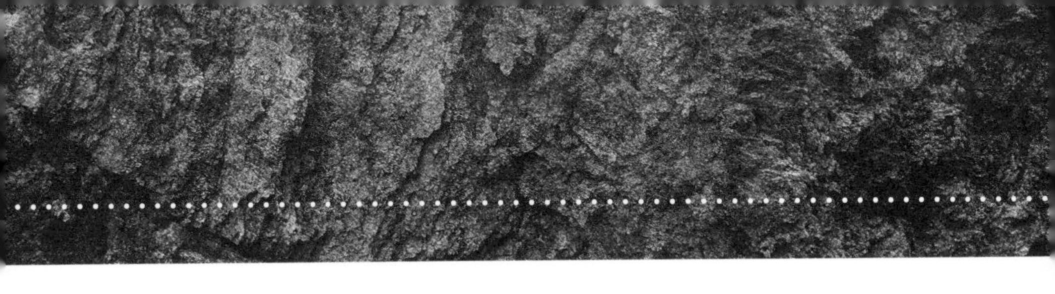

目錄

序：達爾文醫生

你可有想過，某些一直困擾著我們的病理情況，其實是理所當然的生理現象？又或者，許多日常的健康問題，最開初的成因是為了造福人類（初始脈絡甚至可追尋至人類的祖宗十八萬代）？還有，現代社會的都市殺手病，原來也是經過千秋百世、千錘百鍊地衍變出來？假使有的話，那便恭喜你了，因為閣下已踏進達爾文醫學的思考領域。

達爾文醫學（或稱演化醫學，Darwinian / evolutionary medicine）在九十年代興起，時至今日，美國部分學府已把演化生物學正式納入醫學院標準課程之內。演化醫學稱不上一門專科，也非甚麼醫療新科技、新突破，更與坊間所謂的另類療法毫無關係，達爾文醫學是將演化學理論套用在醫學上的辯證模式，嘗試以天擇、遺傳變異、溯祖分析、物種比較等概念為基礎，重新審視一些常見疾病或健康問題的成因、歷程，及對患者（以至人類層面）的影響。

常言道，演化學是生物學的根本，再者，生物學亦是醫學的骨幹，故此，站在演化角度解讀醫學實非無的放矢，反能打破過往既定的認知，從而展示傳統課本未能看見的一面。《演化醫學病歷簿》以七個病例貫穿人類演化史七個階段（另加後話一則講述古今疫症——那亦是否我們的終章？），筆者會為每個病例提出兩個病因解釋：一、傳統教科書思維的直致病因（proximate explanation）；二、演化醫學思維的究極原因（ultimate 或

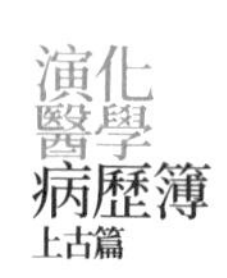

evolutionary explanation)。直致病因重點在於「如何」(how),譬如人體是如何運作,及人體運作上的偏差是如何構成各種疾病;究極原因則著重「為何」(why),譬如某些疾病為何那麼普遍,及人體的安排為何容易出現亂子。基本上,直致病因與究極原因並非對立或互斥,而是相輔相成,若能融會兩種思維,便會發現很多健康問題其實不單是病理,更代表了人類(身為一種生物)的正常生態或其結果。

本書以科普消閒讀物形式編寫,目標讀者是中學生、有意習醫的年輕人,及仍對生命抱有好奇心的任何年齡層。如蒙專家、學者賜鑒,倘若敝作在學術上有不足之處,還請諸公多多包涵。

筆者最討厭囉嗦冗長的序言,相信各位讀者也有同感。在擱筆前,我想再次多謝 3P 上下同仁,還有花千樹出版社各位編輯及負責人,讓前作《侏羅紀醫院》得以增訂及「進化」成《演化醫學病歷簿》,實在萬分感激。

好了,讓我們開始達爾文醫生眼中的人類神奇之旅,出發!

麥煒和

二〇二二年六月

Chapter 1

壞血病與靈長類

先天缺陷看似是處於劣勢，但在環境配合下卻意外成為優勢；假使後天習性違反了應有的生態，演化原先得出的優勢，便會轉過來變成致命的劣勢。

患者：	麥哲倫船隊某無名海員
年齡：	不詳
診斷：	壞血病（scurvy）
病徵：	疲倦、慵懶、肌肉痠痛乏力、傷口難以癒合、牙肉發炎與牙齒脫落，皮下、黏膜、關節以至內臟與腹腔出血，繼而死亡
直致病因：	飲食缺乏維他命 C
究極原因：	靈長類動物能量轉化的優勢

1521年4月某清晨，航海家費迪南・麥哲倫（Ferdinand Magellan）與部屬乘坐小艇登陸菲律賓麥克垣島（Mactan），他們帶備盔甲、劍、盾、弩、鳥統（火繩槍的一類），目的是向島民傳教。

約一個月前，麥哲倫船隊抵達宿霧一帶的島嶼，那是歐洲人首次踏足菲律賓群島。當土著看著海上徐徐駛來的巨型交通工具，然後走出陌生的人種，說著陌生的語言，還有從未見過的槍炮等科技，他們的驚訝程度絕對不會低得過看到外星人。

麥哲倫來東方有兩個主要目的，首先，他受命於西班牙國王，要開拓一條從歐洲西行，經大西洋再繞過美洲然後直達馬來亞與蘇門答臘的路線，希望靠這「後門」進行香料及其他珍貴商品的貿易，以打破對手葡萄牙壟斷了的印度洋東行航道。再者，麥哲倫亦抱著教化蠻荒的理想，希望向土著宣揚天父與基督的救恩。然而，西班牙國王與麥哲倫的宏願最終也沒法達成，從中作梗的，是一種疾病。

麥哲倫到達宿霧不久，便與當地的部族領袖胡馬邦（Humabon）會面，並主持了菲律賓史上首場彌撒。你可能會問，麥哲倫說的是葡萄牙語[1]，他的船員大部分是西班牙人，而胡馬邦與部眾則為菲律賓土著，他們是如何溝通以至傳道的呢？

1 麥哲倫乃葡萄牙沒落貴族之後，年輕時曾為國家南征北討，卻不獲主公信任，故憤而轉投祖國的首要戰略競爭對手西班牙（就像C朗效力皇馬），此舉在古代屬大逆不道，肯定被一眾愛國小葡萄口誅筆伐。

當時麥哲倫身邊有個小隨從阿旺（Awang，後易名 Enrique of Malacca，很型吧），他是數年前葡萄牙遠征馬六甲時的戰俘，據講祖籍蘇門答臘，後為麥哲倫收編，故能操馬來語與葡語，傳說菲律賓之行便是由阿旺充當翻譯的[2]。你可以想像，當神父以西班牙語講道時，諳葡語的阿旺負責嘗試翻譯成馬來語，然後宣讀給菲律賓人聽。Anyway，大概是神的感召，該次活動結果有數百土著接受了洗禮，麥哲倫和胡馬邦結成盟友，胡馬邦與宿霧眾部落更答應歸順西班牙王國。

以上是麥哲倫對胡馬邦的解讀，然而，做得土皇帝自然絕非善類，不出數週，胡馬邦已露出狼相了。某天，身為盟友、教友兼西班牙附庸邦領袖的胡馬邦向麥哲倫稟報，在不遠的麥克坦島，盤踞了一名冥頑不靈的酋長，他與族人居然不願信基督更不肯向西班牙下跪，故請求麥哲倫出手「教化」這幫不知好歹的傢伙。很明顯，胡馬邦只是託辭利用第三者勢力整頓異己，自己則不費一兵一卒，就是這樣，被勝利沖昏頭腦的麥哲倫便踏上了死亡之旅。

以下情節可能令讀者不安，敬請家長留意。

甫登陸麥克坦島，麥哲倫已發現數以百計的島民正在「恭候」他們，這群戰士更早有部署似的，趁來者未站穩陣腳已拿起竹矛、

2 蘇門答臘的馬來語與宿霧的米沙鄢語雖同屬馬來–波利尼西亞語系（Malayo-Polynesian languages），但後者畢竟有超過一千種分支，阿旺與菲律賓土著雖外表相近，但大概是雞同鴨講，故阿旺能勝任外交及宗教翻譯之說查實有點牽強。

砍刀之類衝殺過去，麥哲倫立即著令部眾開槍放箭還擊，總算把島民的攻勢暫時抵住。須臾，西班牙軍已耗盡彈藥，土著們把握機會一湧而上，更鎖定麥哲倫為攻擊目標。歐洲人的盔甲與武器出名精良，埋身搏鬥本佔盡優勢，可是當天被土著一衝，竟然潰不成軍，麥哲倫無法突圍，結果寡不敵眾，慘死亂矛之下，倖存者只好登艇敗走。當晚，胡馬邦設宴為麥哲倫的餘部壓驚，怎知食物早已下了毒，約三十人包括所有幹部就這樣被滅口（另一說是遭埋伏帳後的刀斧手所殺），其他人得悉後，便頭也不回駛船逃離菲律賓，當時他們只剩百多位船員及兩艘船。

一輪腥風血雨，結果連麥哲倫本尊也領了便當，然而，造成旅程中最大人命傷亡的，其實另有原因。

1519 年 9 月，即麥克垣島事件發生的一年半前，麥哲倫帶領五艘船和近三百人的隊伍離開歐洲，他們只花了兩個月便橫渡大西洋抵達南美洲，船隊之後沿東岸徐徐南下，到冬季過後，便駛進南美大陸與火地群島之間的海峽（後世稱之為麥哲倫海峽）。1520 年 11 月尾，麥哲倫船隊通過海峽到達太平洋，由於較早前已有一艘船在風暴中損毀，另一艘又已折返歐洲，所以繼續旅程只有三艘船。

一如其名，太平洋是極為風平浪靜的海洋（至少當時如此），麥哲倫估計只要一直往西航行，不用多久便能抵達馬六甲。然而，之後數月，他每天放眼所見，除了無邊無際的海洋，便是無邊無際的海洋。日子一天天過去，陸地卻遲遲未有出現，船艙的食物和淡水已所剩無幾，更糟的是各艘船也陸續爆發壞血病，那是遠洋水手的噩夢。壞血病患者先會感到精神倦怠、肌肉疼痛乏力，繼而牙肉腫脹、牙齒鬆脫以致無法咀嚼，不消數星期，事主皮膚會出現難以癒合的潰爛和壞疽，身體各個部位也會開始出血，先是黏膜和皮下，到病情惡化更會蔓延到肌肉和關節，甚至腹膜、心包、腎上腺等內臟，最終併發細菌感染、肺炎、心臟衰竭，直至病歿。當年壞血病仍是成因不明。

該次橫渡太平洋，麥哲倫足足花了三個月零二十天，途中患壞血病的個案以幾何級數上升，尤其旅程末段，就算能活著到達菲律賓的，基本上也病得只剩半條人命。在之後的戰鬥中，這伙「西歐病夫」縱有精良武器，面對土著結果也不堪一擊，更間接導致麥哲倫壯烈犧牲。

之後，麥哲倫的餘部逃到馬六甲，他們稍事休養和補充物資後，翌年1月便開始回家的航程。四個月後，船隊（那時只剩一艘船）成功橫渡印度洋到達非洲好望角，再四個月後，他們經非洲對開的大西洋北上回到西班牙，沿途有更多船員病倒或病歿，最終能完成旅程只得三十多人，總計生還率不足兩成，過半船員的死因也是壞血病。

大家或會覺得以上只是個別事件，然而，在大航海時代（Age of Exploration，約西元十五至十八世紀），幾乎所有遠洋航行也同樣慘烈。根據史籍，只要航程超過數個月的，約莫三分二的水手會在途中患上壞血病，預計死亡率三至五成，所以每次旅程也死一半人是個廣為接受及已計算在成本之內的常態，行船後能活著回家的，便要劏雞還神了。

壞血病是遠洋航行的定律

在壞血病大流行的年代，西方醫學仍停留在中世紀的水平，人們還未意識到壞血病跟微養分不足有關，對於其成因更是眾說紛紜，譬如歸咎吃了發霉的食物、海上濕冷的環境、船艙的烏煙和瘴氣，甚至海員本身的怠惰，諸如此類。

今天，我們知道壞血病的起因是由於飲食長期缺乏維他命C，維他命C是維持人體結締組織（connective tissues）健康的重要元素，結締組織就像身體的支架，功能是保持各個部位結構穩定，故此一旦缺少維他命C及出現壞血病，幾乎所有器官也會受到牽連，包括皮膚、牙齒、肌肉、血管、筋腱、骨骼和漿膜層（serosa）等，令患者由內至外整體崩潰。

眾所周知，新鮮蔬果是維他命C的來源，古代水手罹患壞血病，是遠洋航行中的飲食模式所致。在大航海時代之前，由於遠洋航行技術尚未成熟，用作營商多是中小型的帆船或槳櫓船，它們只能沿岸或在離岸不遠處的地方航行，這樣反而有利定時在港口停泊和進行補給，包括新鮮的糧食，船員患上壞血病的風險也較低。隨著科技進步，後期發展出大型帆船主導的遠洋航行，由於海上旅程動輒數載，故此出發前要預先準備足夠的水和食物，還需挑選不易變壞的來貯存，例如壓縮餅（hardtack）[3]、醃肉、乾乳酪等，這

3 以麵粉、油、鹽烤成的乾糧，呈磚狀，硬度亦接近磚頭，需要強勁的嚼力才啃得開。但壞血病患者牙齒狀態極差，猶幸遠洋帆船的船艙向來都有蟲患，反而有助將壓縮餅蛀成鬆餅，方便患者進食。

些食物的維他命C含量近乎零，所以遠洋水手得上壞血病便成為定律，他們一般在離港後約六星期開始病發[4]，接下來，當事人便只好靜待死亡來臨，或盡量撐住不死，直至看見陸地才有一線生機（因為到時便有新鮮食物到肚了），這極其悲觀的命運，古代海員卻已坦然接受及認定是無從改變的了。

麥哲倫船隊用兩個月橫渡大西洋，由於航程較短，所以各人暫無大恙，然而，在之後太平洋與印度洋之旅的三個多及四個月裡，他們便傷亡慘重了，所以壞血病發作與否，是取決於航程的長短。換句話說，壞血病亦是當年限制遠洋航行距離的重要因素。再者，除了壞血病，不少船員們會同時患有腳氣病（beri-beri，成因是飲食缺乏維他命B1），併發水腫、心臟衰竭等症狀，禍不單行，令海員的死亡率大大提高。

明知會死，為何仍有人願意當水手？是否重賞之下，必有勇夫？非也，古代水手工資極度微薄，吸引他們的反而是船上的伙食，包括每天獲分配1磅壓縮餅、每週兩次的醃牛肉2磅和醃豬肉1磅，及每天1加侖啤酒（按：在船艙貯酒比貯水容易，因為酒精能阻止細菌及微生物滋生）——我沒說錯，是每天1加侖！還有下酒的肉，實在不錯啊！所以應徵水手一般是連開飯也成問題的酗酒人士或低下階層，就算未生病，本身健康及營養已極其差勁，這亦

4　人體充盈時大概能儲存1,500毫克維他命C，而維他命C每天的流失率是3%，得出的半衰期（即庫存量減至一半所需的時間）約為十八天。壞血病會在維他命C儲備跌至低於300毫克時出現，假設沒有從飲食補充維他命C，及以十八天的半衰期計算，當事人在兩個多半衰期即四十天左右便會處於病發的臨界，這解釋了古代水手出海後大概六星期開始患病的現象。

解釋了為何他們出發後會有如此高的壞血病罹患率與死亡率。除了自願上釣者，古代也有強行徵集船員的制度（impressment，尤其適用於艦艇），海軍會僱用一群流氓（press gang）在港口綁架壯丁上船工作，不過為了交數，他們通常也把露宿者或醉漢抬到船上去，其健康質素之差可想而知。

Scurvy一詞源於古北歐語（*Norse*），證明壞血病已久為人知。自西元九世紀至及後數百年，北歐維京人雄霸了歐洲各個海域，他們甚至經北極圈的航道到達格陵蘭及美洲的紐芬蘭定居。長期在海上與極地生活的維京人，肯定吃過壞血病不少苦頭，幸好他們發現了一種含維他命C的寒帶草本arctic cress，服用後既可防疾亦能治病，才得以雄霸北海（維京人的故事容後再表）。

到十五世紀其他歐洲人開始探索海洋，壞血病便正式成為遠洋水手恆常的職業病，繼數百年前維京人踏足紐芬蘭，法國探險家卡蒂亞（Jacques Cartier）的船隊在十六世紀同樣開發了加拿大東部的殖民地，也同樣遇上壞血病，傳說卡蒂亞得到印第安長老相助，教曉他們採摘雲杉樹的針葉沖水飲，才救回一眾船員。

除了以上草本，史籍也斷斷續續記述過應付壞血病的各種配方（antiscorbutics，當年仍未有維他命或微養分的概念），更對新鮮水果如橘子、檸檬、青檸、柑橘等在防治壞血病的功效已略知一二，據講麥哲倫也帶備了大桶裝的木梨果醬上船供自己享用（假使一早肯與船員分享果醬，他可能不用死了）。然而，新鮮蔬果在歐洲是貴價品，而且放在船上既難以保存，又會佔用寶貴的載貨空間，相對當年不太矜貴的人命，營商者覺得為海員提供水果的性價比不高，等死了人再補充新血反而更合乎成本效益。再者，不少海員本身是亡命之徒，他們寧願吃肉飲酒也不要食菜和食生果（所以小朋友多吃菜是很重要的）。明明有避免壞血病的方法，卻不被廣為接納或使用，結果，在大航海時代，死於風暴、海難、戰鬥、刑罰，甚至被鯊魚吃掉或遭海盜殺掉加起來的總人數，也及不上胡裡胡塗患上壞血病然後殉職的數以百萬計海員。

直到十八世紀，英國人意識到如能阻止壞血病發生，除了可以減低海員死亡率（按：根據皇家海軍統計數字，因壞血病歿的海員數目竟是戰死海員的二十六倍），他們的健康及工作效率亦會因而提升，就等於少了人 sick leave，公司運作自然會順暢起來，故此皇家海軍便定下條例，要為每位海員配給固定分量的青檸汁[5]。制度實施後，船隊中壞血病的確診數字立時清零，當年正值西方列強爭奪及保衛殖民領土之秋，壞血病大大削弱了各國艦隊的戰鬥力，唯有大不列顛一支獨秀，憑藉青檸的威力（當然，那只是促成英國競爭力的因素之一），不論商旅或艦隊，也取得壓倒性的優勢，皇家海軍自此所向披靡，大英帝國威望也一時無兩。

5 配給詳情如下：只要旅程超過兩星期（那顯然與人體消耗維他命 C 的生理週期有關；英國人辦事，程序背後總有其原因），海員每天可獲發 1 安士檸檬汁及 1.5 安士的砂糖（作調味），其後轉為用較便宜的青檬汁取代檸檬汁。

維他命 C 叫維他命是個誤解

維他命可定義為人類必須攝取來維繫身體健康的微養分，已知的維他命有超過十種。維他命又叫維生素，一如其名，維生素是人類賴以維持生命的營養素，一旦缺乏了便會病倒甚至死亡，話雖如此，我們只需極微的分量（以毫克計）的維他命已能滿足身體所需。然而，本文主題的維他命 C，嚴格來說其實不是「維他命」。

維他命的定名是依據發現先後以英文字母排序，即維他命 A、維他命 B、維他命 C、維他命 D，依次類推。從字源解，vitamin 由「*Vita*」與「amine」組成，前者 *Vita* 源自拉丁文，意思是生命，amine（胺）則為化學名詞，兩字加起來便得出「生命胺」了。胺泛指以氮原子為官能基的有機化合物，上世紀初，科學家陸續拆解了各種維他命的化學結構，湊巧起先辨識的維他命 B1（thiamine）與 B12（cobalamin）皆屬胺類，故猜測其他微養分亦然，並統稱它們 vitamins。科學家認為壞血病成因也是由於缺乏了某微養分，即傳說中的 antiscorbutic，故亦將其納入維他命之一，並順序稱之為「維他命 C」。

1928 年，劍橋化學家 Albert Szent-Györgyi 從牛隻腎上腺分離出一種不知名的糖酸（化學式為 $C_6H_8O_6$），由於糖化合物慣以「-ose」結尾，譬如葡萄糖（glucose）、乳糖（lactose）、果糖（fructose）、蔗糖（sucrose），Albert 於是把那未知糖酸喚作「godnose」（諧音「God knows」，只得上帝知曉），直至若干年後，他才發現所謂「神之（知）糖」其實就是維他命 C，並替它改了個較為正常的學名：ascorbic acid（字源 antiscorbutic，即抗壞血酸）。

故此，維他命 C 實為糖而非胺，所謂「維他命」只是俗成的暱稱。

造成壞血病的肇始異變

到了近代，隨著引擎出現和航海時間縮短，加上膳食的改善，壞血病再也不是海員的職業病了，卻仍偶見於聚居舊區的赤貧者、老者及嚴重酗酒者等，他們多是經濟上不能負擔新鮮食物，結果得病。

一般而言，每天攝取少於10毫克維他命C才有患上壞血病的風險——每天10毫克誠然是極其細小的分量，我們只要吃少許蔬果已能滿足這需求，故此要患上壞血病實在極不容易。古代海員及上述赤貧者之所以得病，是由於連最基本的維他命C也沒能吃夠，及他們的飲食習慣偏離了人類應有的生態。然而，人類的生態，未必等同動物普遍的生態，同樣地，動物普遍的生態，亦未必適用於人類。

在自然界，人類屬於極少數需要依賴進食維他命C來維持生命的物種，事實上，絕大部分動物都有自我合成（endogenous synthesis）維他命C的能力，換句話說，牠們對維他命C是不假外求的，更不會因吃不夠新鮮蔬果或其他植物而患上壞血病——你可曾見過只肉不菜的小貓小狗會因此病倒，或非洲的獅子不吃斑馬反而要吃草？從另一角度，能夠自製維他命C可說是動物的「原廠設定」，人類卻在演化過程中失掉這本領，從此，我們便得透過特殊的飲食生態（即是必須經常吃蔬菜水果）才能滿足身體對維他命C的需求。除了人類，無法自給自足維他命C的還包括部分靈長類如猿猴、猩猩及狐蝠類等（*Pteropodidae*，俗稱 fruit bats，經網絡瘋傳帛琉蝙蝠湯一役後，相信大家對這物種不會感到陌生）。

人類無法自我合成維他命C，是由於先天缺乏了一種名為L-古洛糖酸內酯氧化酶（L-gulono-gamma-lactone oxidase）的酵素。動物細胞是透過葡萄糖醛酸徑路（glucuronic acid pathway）製造維他命C，當中一個最重要步驟是將古洛糖酸內酯（gulonolactone）轉化成xylo-hexulonolactone，繼而產生己醣醛酸（hexuronic acid，即維他命C）。假若像人類那樣缺少關鍵的酵素（即L-古洛糖酸內酯氧化酶），以上化學程序便無法執行，並且只會停滯在古洛糖酸內酯的階段，使其不能被進一步轉化。為了填補這真空，人類便得從食物來源例如蔬果或植物中直接攝取維他命C了。

身體所有結構及有機化合物也是由基因編碼，繼而轉錄及轉譯而成，細胞的酵素當然不會例外，包括L-古洛糖酸內酯氧化酶，這是產生自*GLO*基因，該基因亦為所有動物共有。人類缺乏L-古洛糖酸內酯氧化酶，是因為我們祖先的*GLO*基因在某階段出現了編碼上的錯誤（即肇始者效應，founder effect），引致L-古洛糖酸內酯氧化酶失效，這個缺陷承傳下來，結果令整個物種無法自我合成維他命C。科學家曾以基因異變速率（mutation rate）[6]推算，造成人類L-古洛糖酸內酯氧化酶失效的*GLO*基因異變，估計發生在距今六千一百萬年前，自此，我們的祖先以至我們便要多吃水果蔬菜（或它們的前身植物），不然便會病倒或死亡。

6 生物DNA的核酸列序會在遺傳過程中持續出現偶發但些微的誤差，比方說，人類DNA每代（即大概二十年）新增的差異平均為六十多個核酸編碼，而且變化的幅度與速率會因物種而異，這些參數能作溯祖之用，只要比對DNA核酸列序中累積的差異及其已知速率，便能估算出異變存在的大約年期，編碼偏差愈遠，代表相關異變愈古老。

當然，在六千一百萬年前，地球尚未出現「人類」這種生物，那時靈長類仍處於原猴（*Strepsirrhini*）的演化階段，從原猴分支出來的其中一個基群是簡鼻亞目（*Haplorrhines*），這元祖生物現存的後代物種有眼鏡猴和類人猿（*Simiiformes*），後者包括新大陸猴、舊大陸猴、各種猿類、猩猩類和人類，再者，就如人類一樣，上述所有歸納為簡鼻亞目的物種也具有 *GLO* 基因異變，及不能自製維他命 C 的特性（按：其他原猴亞目以下的靈長類仍保留完好的 *GLO* 基因）。因此，我們便能推斷，靈長類祖先原本是擁有自我合成維他命 C 的能力，但在六千多萬年前，當簡鼻亞目開始從原猴亞目分支出來的階段，前者也剛巧發生了令 *GLO* 失效的基因編碼錯誤（即肇始異變，founder variant），結果引發肇始者效應，以致這個基群及牠們所有後代（包括人類）也遺傳了缺乏 L- 古洛糖酸內酯氧化酶的生態特質和失去自製維他命 C 的本能[7]。

維他命 C 是維持生命的營養要素，缺乏了便會死亡，故此任何影響 *GLO* 功能的基因異變也足以致命，比方說，假使 *GLO* 基因異變發生在一隻獅子或一尾虎鯨身上，牠肯定會很快死亡，連同異變了的基因也一起煙滅。簡鼻亞目的元祖基群也有 *GLO* 基因及維他命 C 的缺失，所以理應在六千萬年前已經絕種，但何解牠們反而能存在至今甚至繁衍出眾多的物種？箇中原因是我們那些靈長類祖先選對了餐單。

7 失效但仍保留在 DNA 內的基因編碼，學術上稱為 pseudogene（偽基因）。近年，科學家成功解拆了人類基因圖譜，在 DNA 約三十億對鹼基中，只發現三至四萬組基因，餘下則為沒有實際作用的「垃圾 DNA」（junk DNA）。出乎意料的是，垃圾堆中竟存在大量疑似基因編碼，即所謂偽基因，與傳統基因相比，偽基因只有少許編碼上的差別，卻足以令它們失去功能和顯現性。科學家普遍認為，偽基因是物種的固有基因，原本有其特定作用，卻在演化過程中發生變異而退下陣線，因此，偽基因可說是我們祖先遺下的印記。

另一不能自製維他命C的綱目是狐蝠類[8]，這系列的素食性蝙蝠分佈於東南亞與印度洋及南太平洋一帶的島嶼，主要以野果為食，當然，牠們不懂分辨野果與人工栽種的果實，故此島民會以破壞農作物的罪名將牠們撲殺，甚至捉來煲湯。猶幸漢語中「蝠」與「福」同音，所以傳統上中國人會較為善待蝠類（西方人則是敬畏蝙蝠，詳情可參考 Christopher Nolan 的《黑夜之神》系列）。

縱使狐蝠缺乏自我合成維他命C的能力，但牠們每餐也在吃水果，不管野生或果農栽種的，都充滿現成的維他命C，足夠營養所需有餘，故此狐蝠能否製造維他命C已無關重要，更影響不到牠們的生存機會。換言之，就算身體因某些原因譬如基因異變而令該物種不能自製維他命C，假使牠們湊巧是素食者及能以食物來源加以取代，那麼，原本足以致命的缺陷也會失卻了傷害性，狐蝠如此，原始的靈長類亦然，後者生態上是吃葉子、吃野果，所以也不愁缺乏維他命C，即使部分進化成雜食性物種譬如黑猩猩和原始人類，牠（他）們仍會吃不少野果、植物根莖等。於是，靈長類的 *GLO* 基因缺陷便「神隱」了六千多萬年，直至人類改變了應有的飲食模式甚至將其推到（如古代海員般的）極致，我們要依賴攝取維他命C方能生存的弱點才暴露了出來。

8 狐蝠與靈長類是完全相異的物種，但前者也是因 *GLO* 基因異變遺失自製維他命C的能力，估計該缺陷源自三百萬年前一次獨立的肇始基因事件，與靈長類發生於六千一百萬年前的異變沒有關連。

變奏、遺傳、天擇：達爾文的三部曲

繼續討論靈長類和維他命C前，且先談談達爾文《演化論》的主旨——變奏、遺傳、天擇（variation、inheritance、natural selection / nonrandom elimination）。在所有以兩性繁殖的物種中，子女基因都是承襲自父母，所謂遺傳，大體上是個將基因分解再裝嵌的工程。

生物大部分基因均由DNA的核酸編碼而成，DNA會在細胞的核心部位聚合成一縷縷的染色體（chromosomes，簡單來說，即是基因的載體）。染色體一般是「成雙成對」的，比方說，人類每個體細胞（somatic cells，即生殖細胞以外人體大部分細胞）有二十三對染色體，黑猩猩則為二十四對，馬三十二對，獅子十九對，北美三文魚二十七對，番茄十二對……但生殖細胞即卵子或精子只會獲得分拆後的單縷染色體（或染色單體，chromatid）。以三文魚為例，牠們體細胞的染色體有二十七對（總共五十四縷，每兩縷組成一對），不過男性的精子或女性的卵子卻只會得到半數及非成對的二十七縷染色單體，兩者要到結合成受精卵後才能集回完整的二十七對染色體（卵子和精子未一起前染色體「隻影形單」也正常不過），達爾文理論中的變奏（variation）便是從染色體分半再重組的過程中衍生出來。

我們繼續以三文魚的染色體數目計算，將父母體細胞的二十七對染色體分拆成卵子或精子的二十七縷不成對染色單體，當中可能出現的變奏量是2的27次方，即一億三千四百多萬種可能性，之後再結合對方精子或卵子的一億三千四百多萬，以此計算，重組出來受精卵可以有的變奏量便是一億三千四百多萬乘一億三千四百多萬（即2的27次方再2次方）等於1.8億億種。換句話說，雖然子女的遺傳因子都是來自同一對父母，牠們經過繁殖後卻會大洗牌組合出多樣化的染色體，當中有高達1.8億億種可能性（按：人類二十三對染色體的變奏量是2的23次方再2次方即70多萬億種）。

子女遺傳到怎樣的基因組合，純粹是取決於冥冥中的或然率，而非牠們或牠們父母所能控制，憑著這個機制，兩性繁殖便能產生數目龐大的基因變奏了。再者，DNA複製時亦會出現一定數量的隨機異變（spontaneous mutation），令遺傳過程有更多變數。因此，就算同一物種，個別成員的基因結構也幾乎是獨一無二的，基因結構決定了生物個體的生理特質，所以族群各成員間的生理特質也會有所差異。在特定環境裡，不同的生理特質會分別構成有利、無助甚至可能妨礙生存的條件，族群中憑藉生理差異而擁有較佳生存機會的個體，我們稱之為「適者」。

雖說兩性繁殖能產生難以捉摸的基因大洗牌，但萬變始終不離其宗，歸根究柢，後裔的基因也是承襲自上一代（少量隨機異變除外），所以牠們仍會保留父母某些生理特質，這便是達爾文理論第二個主旨：遺傳（inheritance）。繁殖會帶來變奏，變奏會造成多元化的生理條件，部分後裔會遺傳到較多利於生存的條件，部分則會承襲到較少的優勢，在嚴苛的大自然裡，能突圍而出是前者，比起族群其他成員，牠們有較高機會繼續生存及繁衍，然後再把優勢傳給下一代；而缺乏或擁有較少生存條件的個體，便會在競爭中遭受淘汰，鬱鬱而終。

這亦帶出了達爾文理論第三個主旨：天擇（natural selection / nonrandom elimination），簡單來說，天擇是因應環境壓力而衍生的篩選機制。「物競天擇，適者生存」這成語相信大家也有聽聞，但當中的「適者」未必是最強、最大或最快那位，而「生存」亦不單單代表長壽或健康。根據演化理論，以任何形式將適應力推到極致的個體，是謂適者，但適應力的前提是要對應環境，所以在某個環境下的適者，假使移至其他環境便未必能夠適應。適者生存的目的亦非單純活著便可以，牠們還要不惜代價盡量繁衍，畢竟，能在環境壓力下倖存及傳宗接代的只屬小眾，因為絕大部分個體也會在競爭中遭受淘汰，只剩下具備生存優勢的適者，才能將牠們從基因洗牌獲得的長處傳承給下一代，然後再透過不斷洗牌、篩選、傳承、洗牌、篩選、傳承……就是這樣，族群便能逐步衍變出與環境配對的生理形態了。

以變奏製造差異，以天擇過濾出適者，再以遺傳將優勢延展下去，周而復始，推動物種演化的，便是這套達爾文的三部曲。

不能自製維他命成就靈長類演化

話說距今六千多萬年前，某個風和日麗的早上，一隻元祖靈長類呱呱落地，湊巧，牠因偶發性的 *GLO* 基因異變遺失了自我合成維他命 C 的能力，猶幸古靈長類生態主要以樹葉、野果等為食，故牠仍能健康地存活下來並有機會開枝散葉，不過，牠的猴子猴孫也一脈相承遺傳了該基因缺陷，正因如此，後世的猿猴包括人類便要依賴從食物攝取維他命 C，及有患上壞血病的風險了。

聰明的讀者或會質疑，在猿猴（及部分素食性物種如狐蝠）發生的 *GLO* 基因及 L- 古洛糖酸內酯氧化酶失效雖不足以即時致命，卻似乎沒明顯好處，甚至有可能引發疾病，理應冇得留低。但事實證明，失去L-古洛糖酸內酯氧化酶的元祖靈長類及牠的子孫結果成為了適者，並帶動天擇效應，令牠們的後代物種均缺乏自製維他命C的能力，當中究竟有何端倪？

上文提及，維他命C的前身（或其原材料）是古洛糖酸內酯，此乃一種異葡萄糖，故可轉化成身體的熱能，猿猴由於不用亦不能用此來自製維他命C，因而可省下古洛糖酸內酯，同時等於身體多了一份額外的燃料，令牠們有更優秀的體能，在樹上跳得更快、更靈活。換句話說，失去L-古洛糖酸內酯氧化酶和製造維他命C的能力非但沒有拖累猿猴，更反而間接提升了牠們的競爭優勢。

以下是天擇過程的重組：

一、隨機的基因異變（random mutation）令某遠古靈長類（即肇始者，founder）和牠的後裔失去產生L-古洛糖酸內酯氧化酶的有效遺傳因子；

二、由於日常食物已能提供足夠的維他命C，上述基因異變並不會減低牠們的生存機會[9]；

9 基因異變十居其九點九（99%）也屬中性異變（neutral mutations），即是有關改動是缺乏生理影響的；相反，絕大部分具備顯現特質（phenotypic manifestation，即是會引發生理轉變）的非中性異變都會構成機能失衡，或引發疾病甚至死亡。比方說，假設刪除L-古洛糖酸內酯氧化酶的 *GLO* 或相近異變是發生在一隻食肉獸身上，牠肯定會命喪於壞血病（除非轉性吃齋），相關的基因異變亦因此無法延續下去。換句話說，能引發適者效應的，只有極少數和出現在極特殊情況下的基因異變。

三、相反，多了出來的古洛糖酸內酯可被轉化成額外熱能，所以牠們比族群其他成員有更優勝的體力，利於覓食；

四、再者，每次猴群遭獵獸襲擊，牠們總是逃得最快的；

五、體能上的優勢令牠們較有機會生存下去和傳宗接代（即是適者）；

六、牠們的後裔也遺傳了這個優點，汰弱留強和不均等的繁殖機會，令異變猴子一脈的數目日漸提升，直至完全取代原來的族群；

七、在之後數千萬年，牠們逐漸演化及分支成各種猿猴，就如牠（他）們的祖先，這些猴子猴孫——包括人類——都是欠缺L-古洛糖酸內酯氧化酶的。

先天缺陷看似是處於劣勢，但在特殊環境配合下卻意外成為優勢，更衍生了天擇效應；假使後天習性違反了應有的生態，演化原先得出的優勢，便會轉過來變成致命的劣勢。五千多萬年後，人類飲食習性雖已大異於遠古靈長類，但我們仍遺傳了牠們的生理特性，史前從基因刪掉了的L-古洛糖酸內酯氧化酶再也無法恢復過來，結果，造就了猿猴崛起的優勢，最終也害苦了麥哲倫和他的遠洋海員（及因營養不良得上壞血病的患者）。

維他命多也無用

正常情況下，人體需要的維他命C攝取量約為每天60毫克，女性懷孕及餵哺母乳期間大概增加到每天70至95毫克，患嚴重疾病或受傷後的康復者也要吸收更多維他命C。一般來說，均衡飲食已能滿足人體對維他命C的需求了。

我們要依賴適量的維他命來維持身體健康，然而，吃下超額的維他命是否就能增強健康？比方說，自上世紀六七十年代，坊間已流傳「維他命C有助對抗感冒」或「維他命C能提升抵抗力」的理論，這說法雖無具體醫學數據支持，期間亦不斷有醫生和專家提出反駁，但仍阻止不了其成為最根深柢固的都市傳說，君不見標榜能醫治或預防感冒，及比正常需求量超出數百至數千倍（即高劑量，megadose）的維他命C補充劑在坊間也賣得成行成市？

醫學界曾以大型統合研究[10]分析了維他命C對感冒的裨益，其結論如下：

一、平日服用高劑量維他命C並不能顯著減低罹患感冒的機率；

10 Hemilä H., & Chalker E.（2013）. Vitamin C for preventing and treating the common cold, *Cochrane Database of Systematic Reviews*. https://doi.org/10.1002/14651858.CD000980.pub4

二、雖然不能預防感冒，但高劑量維他命有助稍稍加快患感冒時的痊癒速度；

三、以上只適用於平時有服食維他命習慣的消費者，患感冒後才臨急抱佛腳開始服用便不能得出這效果。

長期服用高劑量維他命C或能應付偶爾的季節性流感，但這做法是否划算，實見仁見智。

媒體廣告、商業代言人、坊間銷售點等消費市場亦時常鼓吹以高劑量維他命來提升健康，當然，假使我們缺乏某種維他命，身體的健康質素便會因而下降，到補充有關維他命後，情況才會得以改善。然而，當發生與維他命無關的健康問題或身體根本無恙時，服用補充劑並不會產生任何治療效果，也不會令身體變強。打個比喻，患有近視的，佩戴眼鏡固然能改善視力，但倘若沒有近視，戴了眼鏡也不會看得更清楚，亦無助預防近視。就如沒缺乏維他命時服用補充劑，根本是畫蛇添足，更要麻煩下消化道將多了出來的自然排出體外[11]。

總括來說，維他命是維持身體正常運作的營養要素，而非用來治病的靈丹或提升健康的消費品。

11 人體吸收維他命C是有上限的，當吃下小劑量例如100毫克維他命C，腸胃也能將其照單全收，但之後便不會多多益善了，因為消化系統有飽和機制，若果吃下超出正常分量的維他命C，腸胃也僅能吸收上限以內的部分，因此，就算服用過千毫克的高劑量維他命C，實際能納入身體的可能只得數百毫克。

Chapter 2

腰背痛與直立人

出得嚟「行」，預咗要還？任何好處背後都有代價；任何壞處內裡亦不會無因。

患者：	黃女士
年齡：	四十九歲
診斷：	腰背痛（或下背痛，low back pain）
病徵：	不同程度的急性或慢性／復發性腰背痛楚，可以是局部或延伸至腿背，嚴重的話更會引發下肢神經受損症狀如肌肉萎縮、乏力、麻痺等
直致病因：	坐姿不正確、腰椎勞損、退化性關節炎、椎間盤脫出、骨質疏鬆等
究極原因：	人類脊椎垂直的安排

以下案件發生於某年灣仔某街坊診所。

「醫生，我明明是來看腰骨痛的，你卻無緣無故check我對腳，請問是否落錯了單？」

「我當然知道你下背痛，但下背痛或許代表腰椎（lumbar spine）有問題，腰椎問題嚴重的話可能擠壓脊神經（spinal nerve roots），造成腰椎神經根病變（lumbar radiculopathy），影響患者出現下肢神經功能受損。因此，我也要檢查你雙腿有否神經系統定位體徵（focal neurological signs），以排除腰椎及下肢神經受損。」

「醫生，這裡好像是街坊診所，不是專科診所啊。」

「黃女士，做醫生不是那麼簡單的，就算是街坊診所也不可敷衍了事，更何況我的志願是當專科醫生（按：他的願望結果在十年後達成了）。Anyway，時間關係，我們直接看X光片吧，你腰椎有早期退化性關節炎的跡象，第四節與第五節椎體（vertebra）之間距離變小，而且出現了骨刺。」

「原來生骨刺！怪不得我條腰拮住拮住痛，那麼X光有沒有說我骨質疏鬆？人們都說骨質疏會導致腰骨痛的。」

「黃女士，骨刺和骨質疏鬆都不是腰背痛的直接成因。」

「吓，那是甚麼原因呢？」

「骨刺學名骨贅（osteophyte），其真身為關節修復過程中產生的骨質增生。骨贅外觀像一塊環狀薄片或突出物，圍繞椎體邊緣，之所以呈『刺』形只是X 光二維橫切面顯示出來的錯覺。骨贅反映當事人關節曾經受損，但並非直接引致症狀或痛感的病理。」

「醫生，你對腰背痛成因的詮釋都十分反傳統呢。」

「骨質疏鬆本身也不會構成痛楚，事實上，很多老人家也是無症狀患者，直至發生椎體壓迫性骨折（compression fracture，因骨質疏鬆變得脆弱的椎體承受不了體重所併發的碎裂），由於椎體表層的骨膜附有痛感神經，故此一旦碎裂便會引發極度和中長期的痛楚。」

「即是不痛時還好，一痛就非同小可。」

「沒錯，那是骨質疏鬆與一般腰背痛的分別。此外，椎間盤脫出（prolapsed intervertebral disc，簡稱PID）也能引發劇烈的腰背痛，而且患者多較年輕。椎間盤是椎體與椎體之間的軟骨結構，外圍是強韌的纖維環（annulus fibrosis），包裹著中心凝膠狀的髓核（nucleus pulposus），功用就像一塊塊軟墊，利用其彈性抵消體重加諸脊柱上的壓力。但假使姿勢或發力不正確，譬如過度彎腰時強行負重，兩節椎體便會在前應力（shearing stress）拉扯下驟然移位，將纖維環硬生生撕裂，當中受壓的髓核一下子從缺口擠出，猛地逼向後方的椎管（spinal canal）或後外側的脊神經，造成劇烈痛楚。」

「哎喲！聽到都痛。」

「椎間盤脫出的痛楚通常持續數星期才開始消減[1]，如果情況嚴重或影響下肢神經功能，更可能需要手術治療。」

「明白，所以醫生便檢查我雙腿。」

「由於椎間盤是 X 光無法顯示的軟骨組織，故此我們要依靠臨床診斷或磁力共振掃描（按：後者在故事發生當年仍未盛行）以作評估。」

「那我是否患有椎間盤脫出？」

「無論症狀或病徵，打從一開始已完全不像。」

「那你為甚麼又 check 我對腳？」

「嘻嘻，那是指定動作，在醫學院不檢查下肢會被教授肥佬。然而，絕大多數腰背痛的成因也沒上述的嚴重，我們統稱這些個案 mechanical back pain，即是腰部肌腱受力後產生的疼痛。但別輕視一般的筋骨勞損，因為退化性關節炎也是這樣長年累月積聚出來的，那不僅會引致慢性痛症，更有可能併發椎管與椎間管狹窄（spinal and foraminal stenosis）等足以影響下肢神經功能的後遺症。」

1 脫出的椎間盤消腫後可返回原處，但附近的組織已經弱化，有可能會復發及產生慢性的退化性關節病。

「即是腰骨痛手尾可以很長。」

「黃女士，我會給你處方止痛藥，並建議轉介物理治療，他們能指導你糾正錯誤的姿勢和進行強化背部的運動，長遠來說希望對你有幫助。」

「醫生，我以後會小心保養脊骨了。」

下背痛是都市人十分常見的問題，總括而言，任何先進國家達八成人口都曾被下背痛困擾過，部分患者更會有持續或嚴重的症狀，甚至因而喪失工作能力。根據《刺針》醫學期刊（*The Lancet*，按：《刺針》與骨刺無關）連載的全球疾病負擔研究（Global Burden of Disease Study），若以 YLD（years-lived-with-disability，傷殘所致生命年損失）計算，對全人類造成最大負擔的健康問題正是——燈燈燈櫈，下背痛！更厲害的是，這「殘疾之皇」已長據榜首多年了[2]。

退化性關節炎（osteoarthritis）是下背痛最常見的成因[3]，事實上，退化性關節炎在正常人口中極為普遍，假使我們在街上隨機挑選路人甲乙丙然後進行腰椎 X 光檢查，上了年紀即五十歲以上的，幾乎全體也會找到關節損耗的變化，就算三十來歲的年輕一族，出現早期病變的亦佔相當比例，尤其從事體力勞動及肥胖者。

2 其他名列前茅的還有頭痛、抑鬱症、糖尿病等。

3 此外，炎症性關節炎（inflammatory arthropathies，譬如類風濕關節炎、強直性脊柱炎等）、癌症骨轉移、感染性骨髓炎等較凶險的疾病也能併發背痛，其他器官的問題如腎炎、腎石、腹主動脈瘤、胰臟癌、卵巢及子宮病變等亦能引發放射至背部的痛楚，故此醫生評估背痛時需提高警覺，及要考慮退化性關節炎以外的診斷。

似乎，踏進中年，腰酸背痛差不多是人人有份，永不落空。然而，這個普遍的都市健康問題成因為何，尋根溯源，我們要從三億六千萬年前說起。

脊椎動物的四段演化

時維地質學家所稱石灰紀（Carboniferous Period，距今三億五千九百萬至二億九千九百萬年）的年代，當日覆蓋原始大陸，是一片又一片巨型雨林與樹沼，它們遺下的化石層，便是我們今天開採的煤礦了。

石灰紀樹木茂盛，原因要追溯到之前泥盆紀（Devonian Period，距今四億一千九百萬至三億五千九百萬年）的氣候情況，當時，地殼和火山活動令大氣中二氧化碳濃度增加，甚至比二十一世紀的還要高出以倍計，二氧化碳加上溫室效應促成陸地上植物的壯大，並逐漸發展出幅員遼闊的超級原始森林。到了石灰紀，透過超大量林木的光合作用，空氣中氧的比重被提升至前所未有（及後無來者）的 30% 以上，這反過來又造就了昆蟲的迅速演化與冒起，高氧環境更令牠們巨大化，在空中和地面看似鳥、鼠和狗的生物，其實是蜻蜓、蟑螂、蠍子及各種昆蟲。之後，遠古大陸遍地的昆蟲，又引來另一伙不速之客 ——脊椎動物（vertebrates）。

脊椎動物本以魚類的型態在水中生存，到了泥盆紀，部分魚類演化成四足類生物（tetrapoda），是所有陸上脊椎類的始祖，牠們起先移居陸地（當然，這演化過程歷時是以千萬年計），除了仗著四足有利爬行的優勢，岸上的昆蟲也提供了充足食糧。逐漸地，一批四足類適應了陸上生活，但繁殖及幼蟲階段仍要在水中進行與渡過，這動物綱我們稱之為兩棲類（amphibia），牠們在泥盆紀崛起，然後雄霸石灰紀，成為首批進佔大地的脊椎動物。

自然界的生態圈環環緊扣，籠統來說，在億萬年前，地球大氣中的二氧化碳造就了原始森林，原始森林造就了高氧濃度，高氧濃度造就了超級昆蟲，超級昆蟲造就了兩棲類，兩棲類造就了陸上的脊椎動物……筆者講這些又跟背痛有甚麼關係呢？讀者們稍安毋躁，請耐心看下去。

到了石灰紀中期，脊椎動物的演化再次出現突破，兩棲類分支出爬行型類動物（reptiliomorpha），此類動物很大部分也有生蛋的本領[4]，卵生動物的特性是牠們的胚胎會受羊膜保護（日後的胎生動物亦然；卵生與胎生物種合稱羊膜動物，amniota），所以無需依賴水中繁殖，及能夠成為完全的陸棲生物，在繼後數億年裡，爬行型類陸續演化出爬蟲類、恐龍類、鳥類、哺乳類等主要物種。

脊椎動物從水中移居陸地，首先要克服的是重力，但不論兩棲類或初代的爬行型類動物，在應付重力方面都十分差勁。牠們身體結構是四肢從軀幹旁邊伸出，移動起來以胸腹貼近地面，然後靠

4 這亦破解了「先有雞還是先有蛋」的千年哲學謎題——蛋和鳥分別出現於石灰紀與侏羅紀，前者比後者早了一億五千萬年。至於雞，人類在新石器時代才開始畜養各種家禽，那是再一億五千萬年後的事了。故此，事件順序絕對是先有蛋方有鳥再有雞。

撥動前後腳拖行身體，就算及後進化至以四肢將身軀與胸腹撐離地面，這樣雖能減低移動時的阻力，但由於四肢是從軀幹橫向伸出，所以牠們手肘與膝關節必須作 90 度屈曲才能撐起身體（按：就像蜘蛛俠的招牌爬行動作），持續的等長動作對肌肉來說無疑是極其沉重的負荷，故此牠們只能間歇地進行短距離衝刺。若說水中活動是脊椎動物的第一型態，以上欠缺效率的貼地或近地爬行模式，便是脊椎動物的第二型態了。

故事發展下去，又過了數千萬年，到了二疊紀（Permian Period，距今二億九千九百萬至二億五千一百萬年前）中期即約二億七千萬年前，脊椎動物的移動模式又起了變化。那時，爬行型類已分支成大量的陸棲物種，包括爬蟲類（reptilia）、與爬蟲類相關的恐龍（及鳥類）元祖物種、哺乳類的元祖物種（proto-mammals，詳見〈Chapter 7 痛風症與走出世界的人類〉）和很多不再存在的史前動物綱目，當中不少更過渡了肢體的進化。昔日橫向然後朝下屈曲的四肢，已改良至從軀幹下方垂直伸出，這樣便能以對齊的關節直接撐起身體，比屈曲關節省力及有效率得多，有利持續站立與行走。從力學角度解釋，這樣的安排猶如一座吊橋，脊椎呈橫向拱形，軀幹的重量懸垂其下，而四肢就像四座橋躉，將體重平均攤分開去。這「移動吊橋」的站立及行走模式，便是脊椎動物的第三型態，亦是大部分陸上脊椎類保留至今的基本型態。

然而，約六百萬年前，某物種可能受了某種刺激，竟摒棄二億七千萬年的慣常，演化出脊椎動物的第四型態，我們的背痛亦由此而起。

赤地上的夏娃：從古猿到直立人到智人

11 月 24 日，雖已踏進冬季，但阿瓦什河谷（Vale Inferior do Awash，位於埃塞俄比亞境內）的氣溫仍然超過攝氏 40 度。

已接近正午了，大家都熱得透不過氣來，收音機響起披頭四的歌聲：「露西在天空與鑽石共舞，露西在天空與鑽石共舞……」

正在發掘遺址的溫隊員突然大叫：「莊漢臣教授，快過來看看這個！」

全組人立即跑進土坑中，溫隊員掘出的，明顯是一截古人類尺骨（ulnar），這個振奮的發現令大家忘却酷熱和飢餓，繼續努力搜索。

日落前，我們已掘出過百件骨塊，相信是考古界至今找到最完整的古人類骸骨，其編號是 AL 288-1。教授小心翼翼把骨塊排列開來，拼出一具大約三呎八吋高，估計最少有三百萬年歷史的女性骸骨，她的下肢更是出奇的完整。

當晚，大伙兒在營地飲酒慶祝，有人興之所至，重複又重複播放著披頭四：「露西在天空與鑽石共舞，露西在天空與鑽石共舞……」

都記不起誰把她（AL 288-1）取名為露西（Lucy），以後，她便是露西了。

1974 年，莊漢臣（Donald Johanson）考古團隊在埃塞俄比亞遺址找到編號 AL 288-1 的阿法南方古猿（*Australopithecus afarensis*）骸骨，這種古人猿生活在距今三百多四百萬年前的非洲大陸，科學家普遍認為南方古猿（*Australopithecus*，活躍年期約為距今四百萬至一百萬年前。按：非洲曾出現多種南方古猿，阿法古猿只是其中之一）是人類的始祖生物，比方說，南方古猿的骨骼結構其實接近人類多過猿類，古猿的活動模式亦將人類從猿類區分了出來。

AL 288-1（露西）特別之處，是其骸骨幸能保留得相對完整及沒遭野獸破壞，尤其下肢和盤骨，因而提供了人類步姿演化的重要啟示。初步分析過露西的腿骨、膝關節與盤骨結構，莊漢臣幾乎肯定她是一種脊柱垂直、用雙腳行走（bipedal）的生物，那亦是截至當年（1974 年）發現人類從四肢改為以下肢站立及走路的最早證據。數年後，考古學家再在坦桑尼亞遺址發掘出三組印在火山灰岩上的阿法古猿腳印化石，包括一對雌性和年幼古猿（大概是母子或母女）並排以雙足行走留下的痕跡，證實了莊漢臣的說法。

在演化學層面，與人類最接近的現存物種是黑猩猩和大猩猩，我們跟前者基因的差別低於 1.5%，跟後者也不足 2%，估計人類祖先與黑猩猩在距今六百多七百萬年前才分支成兩組不同的物種，期間地球氣候正發生顯著的轉變，因而觸發靈長類動物進化出新的形態。

黑猩猩和大猩猩雖能短暫地用雙腿站立或行走（facultative bipedalism，按：相對常態型或專性的 habitual ／ obligate bipedalism），但大部分時間也是四肢並用，猩猩類在地面的移動模式叫指節行（knuckle walking），即是走路時除了後腿著地，前肢也會握拳然後以指關節接觸地面來支撐上身的重量（詳情可參考智能電話的猩猩 emoji）。因此，猩猩類上肢既有手的功能例如攀爬、採摘等，亦會用於輔助走路，這和人類的手腳分工有明顯分別。

發現露西後數十年間，考古學家陸續在其他遺址掘出更多古老的猿人化石，及牠們直立行走的證據，譬如始祖地猿（*Ardipithecus ramidus*，活躍年期約為距今四百多萬年前），雖然牠們整體結構偏向像猿類，但顱骨與頸椎接口的安排[5]和強化了的姆趾骨都意味始祖地猿已進化出以雙足直立行走的模式——脊椎動物的第四型態，在四百多萬年前正式啟動。

然而，始祖地猿與及後南方古猿只具備直立行走的雛型，最終完成第四型態演化的（或專性兩足行走，即是有關物種只會專注兩足行走及已放棄其他的移動模式[6]），是從古猿分支出來稱為直立人（*Homo erectus*，活躍於距今二百多萬至五十萬年前）的古人類，他們亦奠定了日後人屬動物（genus *Homo*）的基本體態。

顧名思義，直立人身軀挺直，身高（達1.85米）和走路的力學也幾乎等同現代人類。化石紀錄顯示，直立人與古猿最大分別是腳部與脊椎的結構，前者有如同我們的足弓與小腿跟腱（即阿基里斯腱，Achilles tendon），脊柱也發展出數個弧形彎曲位，包

5 顱底的枕骨大孔（foramen magnum）是頭部與頸椎的接觸點，人類的枕骨大孔位於顱底較前方，表示頸椎是垂直向下，其他脊椎動物的枕骨大孔則長在顱底後方或較後位置，以配合橫向或向後傾斜的頸椎。始祖地猿也有較前的枕骨大孔，故可推斷牠們已開始像人類般是頭部置頂和有垂直的頸椎（以至脊柱）。

6 挺直腰骨，以雙腳走路，是人類獨有的活動模式。除了我們，也有個別脊椎動物如暴龍、鴕鳥、袋鼠等亦屬專性兩足動物，但牠們體態是把上身前傾，將重量樞軸點放於髖關節上，並以一條大尾巴在後方平衡，這樣的身體結構基本仍是個橫向安排，有別於人類直立的模式。生物界唯一與人類體態相近的只有企鵝。

括以頸椎第五節和腰椎第四節為中點的前凸彎曲（cervical and lumbar lordosis）及以胸椎第八節為中點的後凸彎曲（thoracic kyphosis；按：人類脊柱型態就像個「弓」字），這些安排既可提供支撐力亦具備柔韌度，功能就像人體的緩衝或避震系統，更能在行走時達至動能與張力的交替收放，大大提升了活動的效率[7]。直立人另一重要演變是盤骨的結構，露西出土時，莊漢臣團隊已察覺古猿盤骨跟猿類的分別，這顯然與前者正在過渡的步姿演變有關，在之後數百萬年，為了適應新的直立行走制式，直立人的盤骨繼續演化（直至幾乎無異於現代人類）。與猩猩比較，直立人以至人類的盤骨看起來就像被壓扁了和拉闊了，兩翼髂骨（ilium）明顯地縮短，髂脊（iliac crest）像環抱般向前包了進來，骶骨（sacrum）也被強化了的臀大肌（gluteus maximus）向後扳直，加上兩旁健壯的臀中肌（gluteus medius），使盤骨在走路時可以保持穩定及身體重心不會左右搖擺。

除了行走，估計直立人也能以雙足（及不必依靠上肢）執行追、趕、跑、跳等高階動作，而脊椎動物第四型態的演化，至此亦正式完備。之後，直立人便挺起腰骨，以雙腳踏遍非洲與歐亞大陸，西至伊比利半島、南至爪哇、東至黃海（按：這分支便是著名的北京人，詳見〈Chapter 4 盲腸炎與智人〉），非洲的一脈更進一步演化成智人（*Homo sapiens*，早期智人於距今五十多六十萬年前登場），即是我們（按：現存的人類可歸納為晚期智人）。

7 相比下，南方古猿頸椎和腰椎缺乏弧度，所以背部和頭部並非挺直而是像猩猩般向前彎曲，而且一雙大腳扁平沒有足弓，腳跟的肌腱也不甚發達，故此他們步姿仍未達至人類的水平。當然，除了骨骼和關節，人類還需要很多神經系統的改變來配合直立行走的移動模式。

移動吊橋變移動高塔

從水中走到陸上，然後演化出四肢撐起身軀的「移動吊橋」模式，脊椎動物期間經歷了過億年的衍變，之後，這型態更維持了近三億年直到今天。至於人類反傳統的直立姿勢，是始於六百多萬年前，演化過程不足四百萬年，至今也只沿用了百多二百萬年。換句話說，直立人與此後的人屬物種將存在數億年之久的標準模式，於僅僅數百萬年間已完全顛覆，本來橫向及平均架在四座橋躉上的脊椎，被驟然旋轉90度地豎直了起來（按：與過億年相比，短短四百萬年絕對稱得上是「驟然」），橋躉四減為二，原先的懸掛系統亦被瞬間改劃成負重系統（即脊柱），體重由上至下，垂直地加諸脊柱與椎間盤之上。再者，比起橫向的脊椎，脊柱豎直後椎間盤及纖維環所承受的前應力亦增加了兩至十五倍，尤其位處最底層的腰椎，這亦解釋了為何這部位會成為椎間盤脫出、退化性關節炎和壓迫性骨折等病變的重災區[8]。

8 除了醫院、診所的腰背痛患者，腰椎損耗也見於各期的（成年）古人類化石，包括三百萬年前的 AL 288-1 露西，她胸椎與腰椎也長了不少骨贅，至於有否拮住拮住痛已無從稽考。

其他由直立引發的健康問題

一、鼻竇炎（sinusitis）

鼻竇炎在現代都市十分常見，影響近十分一人口。鼻竇（paranasal sinuses）是從鼻腔延伸至臉骨內的中空結構，功能是為吸入的空氣保暖、保濕和隔濾塵埃與病菌。人體最大一對鼻竇叫上頜竇（maxillary sinuses），座落眼窩對下、顴骨內空心的位置，上頜竇與鼻腔的交接孔叫竇口（sinus ostium），鼻竇內膜分泌的黏液和沉澱的污垢（俗稱鼻屎）便是經這管道排到鼻腔清除。然而，竇口奇怪之處，是它被安排在上頜竇的頂端，那就等於發展商將浴室的去水喉鋪設到近天花板位置（詳情可參考電影《上流寄生族》主角半地下寓居座廁的設定），黏液和污垢要反地心吸力地推至鼻竇頂部才能順利排出，一旦積聚便容易引發感染（即鼻竇炎）。

相比起人類，鼻竇炎在其他脊椎動物可說絕無僅有，事緣牠們身體及頭顱橫向的設定（亦即脊椎動物原先或標準的設定），這樣竇口已不再位於上頜竇的頂部而是前方，動物每次垂頭進食或喝水，鼻竇內的黏液及穢物便會順流至鼻腔裡，故牠們是沒有積聚黏液和併發鼻竇炎的風險。想深一層，人類違反常理的鼻竇結構和容易患上鼻竇炎，也是源於我們反傳統的直立行走模式。

二、腹部器官脫垂

之前提及，陸上以四肢走路的脊椎動物，其身體佈局就像一座吊橋，牠們胸腔與腹部的器官是懸掛在橫向的脊椎之下，底部則由強健的腹肌包裹承托。到人類直立行走，我們脊柱便從懸掛改為負重的結構，腹肌也變成前置及不再用於承托，反之，地心吸力把肚內所有器官包括腸、胃、網膜脂肪、肝、脾、胰、膀胱等的重量都轉嫁到盆腔底部即會陰肌肉（perineal muscles），此處比腹肌薄弱得多，只能勉強承受腹內的壓力，尤其婦女懷孕期間，由於腹中多了胎兒，令會陰肌肉的負荷變得更大，分娩過程也容易傷及甚至撕裂會陰，到晚年肌肉的承受力進一步弱化時，便有可能併發子宮脫垂（uterine prolapse）或膀胱脫垂（bladder prolapse）等問題。

俗稱「小腸氣」的腹股溝疝（inguinal hernia）亦是由於盆腔肌肉未能支持腸臟，以致腸臟的一截經腹股溝的弱點脫垂出來。

三、難產

（詳見〈Chapter 5 腕管綜合症與夏娃〉）

腰背痛、鼻竇炎、子宮脫垂、小腸氣等雖是惱人的健康問題，卻不足以致命，人類先祖直立行走的即時壞處，是他們會失掉四足奔騰（gallop，或襲步）的速度與機動力。

從南方古猿到直立人，再從直立人到智人，觸發是次上新世－更新世（Plio-Pleistocene，距今約五百三十萬至十二萬年前）演化事件的，很大部分是由於中新世（Miocene Epoch，距今二千三百萬至五百三十萬年前）末段的地質與氣候變化（詳見〈Chapter 7 痛風症與走出世界的人類〉），令東非大陸茂盛的雨林逐漸萎縮成相對乾燥的草原，部分科學家認為，新環境促使了古猿與及後直立人步姿的演化，相比起叢林生活，清脆俐落的雙腿走路利於他們轉戰草原。然而，這說法有一定的爭議性。

眾所周知，人類全力衝刺（sprint）的極限是九秒幾跑畢100米，即時速30多公里，那代表我們爆發力全開的瞬間，日語稱之為「襲步」——這詞彙實在傳神，獅子、獵豹等猛獸都是疾馳著襲殺獵物，期間時速更可達50至100公里。然而，受心肺功能所限，襲步只能短時間爆發，不論人類或獅虎，也頂多能衝刺三數分鐘，再跑下去便會體力不繼。

相對獵獸，非洲大型有蹄動物如斑馬、牛羚等的衝刺力雖不及前者，但牠們強項是中距離的「駈步」。當有蹄動物發足狂奔，其瞬間時速可達50至80多公里，那雖稍遜於獅豹，但只要避過初段的撲殺，牠們跟著便能發揮駈步的威力，以較慢（時速30多公里）但極具韌力（可持續約10公里；大型貓科動物卻完全缺乏這份後勁）的步幅，逐漸拉遠與獵獸的距離和逃離牠們的第二次施襲。動物的駈步等同或接近人類的快跑（譬如田徑場的800至1,500米跑項），但人類時速頂多是25公里。

以上一追一趕的獵殺與逃避獵殺模式見於常規大型獵獸和有蹄草食動物。大家想像一下，在遠古某時期，我們剛進化的祖先曾與各種獸類在東非草原並存[9]，那麼，原始人應定性為食物鏈中的捕獵者還是被獵者？受直立步姿所限，他們實在有點「兩頭唔到岸」——人類的衝刺（相等於動物的襲步）難以勝過有蹄動物，快

9 在獅豹橫行前的年代，草原生態圈也存在林林總總不同階段但同樣可怖的超級捕獵者，譬如巨大如獅的碩鬣狗（*Pachycrocuta*）、體形如豹的恐貓（*Dinofelis*）、巨頦虎（*Megantereon*）、犬熊（*Amphycyon*）等，及旗鼓相當的大型草食獸。

跑（相等於動物的駈步）也不足以抛離獵獸，這意味他們既不能成功爭取獵獲，也容易被捕獵者口到拿來，在新環境裡，人類似乎是缺乏競爭力和生存能力的物種（更遑論之前尚處於進化階段的古猿），大概只有被淘汰的份兒。

然而，憑著特殊的活動制式和習性，我們祖先不單能存活下來，更成就出別樹一幟的狩獵法門。

人類這獵獸

獵獸給人的印象，大概是獅虎一類大型貓科動物，體重 200 公斤，能瞬間加速至四秒九跑畢百米，再配以滿口利齒和過千磅咬力，鎖定目標便一下子猛然撲殺。大概二百萬年前，非洲草原卻出現了一伙奇怪的物種，牠（他）們個子纖細，整天把身體挺得直直的，頸項上頂著顆大頭，下端只以兩條後腿著地，本該用來走路的前肢掛在身旁吊吊擒，還要握著樹枝、石頭之類的物體，以滑稽的步姿三五成群四處遊逛。然而，這些看似零殺傷力小丑般的傢伙，任誰也猜不到竟是比侔獅豹的獵獸。

考古紀錄顯示，直立人自距今一百九十萬年前已恆常獵殺大型有蹄草食獸，但他們速度與蠻力雙雙欠奉，究竟憑甚麼晉身獵獸之列？ 聰明的讀者想必心裡有數：「是智慧與 teamwork。」

這樣答便錯了，原始人狩獵，純粹靠駑馬十駕、跛鱉千里的毅力。

上文提及，短距離衝刺與中距離快跑皆非人類所長，不過，肢體的力學結構卻賦予我們優越的慢跑和步行功能，在動物界，講到長距離競跑或競步，人類以至直立人可說是冇得輸。

要評估動物在陸上移動的效率，我們有個名為 COT（metabolic cost of transport，量度單位為 ml O_2/kg/km）的參數，COT 會因應移動模式與速度有所改變，數值愈高，代表個體需要消耗更多氧氣和熱能來完成同一段距離，相反，COT 值愈低，便代表愈省力和效率愈高，故此，在自然情況下，個體會本能地使用 COT 值較低的速度或步法前進。一般來說，在同一移動模式下，步速和 COT 會呈 U 形曲線的關係，曲線的最低點可定義為理想或最有效率的速度，當加速或減速至偏離最低點時，移動便會變得費力，這時，為了維持效率，個體會自動調整到耗能較低的行走模式。

以馬術步法為例，常步（walk）效率最高或 COT 值最低的速度約為每秒走 1 米，那亦是馬匹最舒泰的步速。常步的 COT 會隨速度遞增，當達至每秒走 2 米時，為了避免移動效率進一步降低，馬匹便會轉以速步（trot，相當於慢跑）前進，雖然加速了，但轉換步法能令 COT 不升反跌，直到每秒移動 3 至 4 米時達至最低點，亦即最理想的慢跑步速。之後，倘若繼續加速，COT 便會再次 U 形反彈，到步速接近每秒跑 5 米時，馬匹又會轉變步法，換成以駈步（canter）前進，及加速至最省力的每秒跑 5 至 6 米。

打個比喻，馬匹常步、速步、駈步（及襲步）的交替，就如操縱棍波汽車，駕駛者需要因應車速換檔，一波、二波、三波、四波地上，讓引擎運轉保持順暢和減低燃油虛耗，那相等於動物的 COT 或運動效率。

人類是兩足直立移動的物種，所以步法沒四足並用般五花八門，只有行和跑兩個模式，但我們跑的時候能因應不同功率輸出從慢跑加速至快跑或衝刺，再者，跑和行有截然不同的力學原理。

先講步行，以腿長計算，人類最省力（及 COT 值最低）的步速約為每秒走 1.3 米，之後，當加速到每秒 2.3 至 2.5 米以上（及 COT 因而增加）時，我們便會本能地改成跑步來維持移動效率。可是，進入跑步模式後，由於人體力學結構有別於其他陸上動物，慣常的 COT 方程式便不再適用，那也造就了人類祖先特殊的狩獵模式。

動物奔跑靠一對前肢與一對後肢輪流發力推動身體，但我們是以左右腳交替來取代前後肢的模式。人類跑步特別之處，是其耗能與步速並非依循慣常的 U 形曲線關係，反而 COT 在不同速度下都會出奇地固定，換句話說，無論你跑快點還是跑慢點，移動的效率也大同小異，這亦解釋了人類步速幅度之廣。以長跑為例，消閒跑手的速度一般為每小時 10 至 12 公里，馬拉松運動員更可達每小時 20 公里以上，後者的移動效率不會受加速影響，限制著他們也非前進時的 COT 值，而是個別跑手的體能與心肺功能。

力學上，人類挺直身軀跑步的安排，基本上是個利用重力與彈力（mass-spring system）交替轉換來貯能的機械系統。我們「弓」字形的脊柱儼如一台巨型彈簧，當前腳踏地之際，體重引發的撞擊力會被壓縮到脊柱與韌帶和肌腱之中；接著，到跨出下一步時（這刻前腳已轉換為後腳），脊柱便會靠反彈力把原先貯存的能量釋放出來，並將其轉化成推進身體的動能；之後，這股能量又會透過正在踏地的前腳注入脊柱和筋腱，及再次轉換成推進下一步的動能，周而復始。就是這樣一收一放，令跑步成為極具效率的活動模式，故此就算把步速提升，動能也可如常轉換，而且不會對 COT 造成影響。

雖然人類在短距離衝刺和中距離快跑上肯定輸給有蹄動物，但由於直立的身體結構和特殊的力學安排，我們在長距離耐力跑（endurance running）卻是佔優。仗著這優勢，再配合因而衍生的 persistence hunting（持久式狩獵），古人類非但能存活更最終排眾而出。

要在酷熱環境作耐力長跑，除了力學結構，優越的耐熱功能也是必需的。首先，在非洲烈日下，人類筆直的身形已有助降低被太陽曝曬的面積，身上欠缺毛髮也能避免熱力積聚（唯獨頭頂剩下一執，正好用來擋太陽；按：直立人身體是否像智人般光禿禿已不得而知[10]），纖瘦的身形亦利於加快散熱。

人類另一長處是擁有特異的汗腺結構。常規哺乳類包括草原有蹄動物的汗腺屬局泌腺體（apocrine gland），結構跟乳腺相近，

10 蝨子的雙城故事：人類毛髮寄居了頭蝨和陰蝨兩種小動物，牠們是不同的物種而且各有領域，前者住在頭髮裡，陰蝨則主要寄生於下體的陰毛（亦偶見於腋毛、眉毛、鬍鬚）。頭蝨和陰蝨雖老死不相往來，但其實是遠房親戚，以基因溯祖推測，兩者約在一百二十萬年前從共祖分支出來，估計當時牠們的生存環境（即古人類毛髮的分佈）出現了變化，將原先一起的蝨子逐漸分成兩個族群，住在上方的繼續演化成頭蝨，而下方的便發展成陰蝨，分隔著牠們是名副其實的「不毛之地」。因此，我們可以推斷古人類本有覆蓋全身的毛髮，但在百多萬年前（即頭蝨與陰蝨分道揚鑣之時）開始褪掉，最後只剩下頭頂及身上幾執散落的毛叢。

其分泌是一層以水和蛋白質為主、有點像淡奶的汗液，蒸發後能幫助身體散熱。相反，人類汗腺屬外泌腺體（eccrine gland）[11]，這安排在生物界幾乎獨一無二。

除了人類和部分靈長類，其他哺乳類的外泌腺體只見於腳底的肉墊上，它會分泌一種糰䵒䵒的黏液，其成分有水和鹽，作用是提升腳底與地面的接觸性能（或「咬地」能力），當遇上危險時，腺體便會快速釋出黏液幫助動物逃跑。在靈長類演化過程中，由於某些不明原因，外泌腺體的分佈逐漸從腳底擴展到皮膚其他部位，最終進佔全身，成為人類和部分猿猴主要的汗腺。簡單來說，人類是借用及擴充了動物腳底的外泌腺體作為排汗器官[12]，所以汗液的主要成分也是水和鹽，而非其他哺乳類的蛋白質，除了提供有效的散熱，我們也不需虛耗營養和熱能來產生汗液，而且只要補充水分和電解質就已經足夠，非常划算。

更有學者認為，人類腦袋原本是進化來排放熱能（就如汽車的散熱柵，詳見〈Chapter 4 盲腸炎與智人〉）；腦部如何發展出智能是後話。

以下是我們直立人祖先狩獵的過程。

11 人類也擁有少量局泌性汗腺，主要集中在腋下和鼠蹊，雖然起不了散熱作用，但含蛋白質的汗液容易滋生細菌，產生難聞氣味，形成所謂的「臭狐」。

12 除了遇熱，流汗另一個原因是緊張，不論見工、考口試、公開演說、醫生做手術、結識異性、賭博、造牌等，我們也會被汗腺出賣。汗腺始終是演化自動物用於應付危急的外泌腺體，所以我們緊張會全身流汗，便等同動物遇到危險逃跑時腳底增加分泌，實在是自然不過的本能反射。

時維百多萬年前某天近正午時分，在遼闊的非洲草原上，十數名原始人鎖定了一隻斑馬（或類似的有蹄動物）為獵殺目標，然後在烈日下展開追逐。斑馬首先以優越的駈步逃離對方攻擊範圍，跑了一段自覺安全便停下休息。過了不久，本來墮後的原始人已緩緩趨近，斑馬見狀，便再次施展駈步拉遠距離。須臾，鍥而不捨的原始人又殺到了，斑馬驚魂未定又要一再起動。

斑馬速度雖勝過人類，但缺點是運動量不能持久及會令身體過熱，牠雖屢次甩開對方，但每當放慢腳步稍事休息，那伙不怕倦和不怕熱的「騎呢怪」就會像吊靴鬼般在身後出現。就是這樣一追一逐，良久，幾經折騰的斑馬在極度恐懼和極度疲乏之下終於中暑倒地了，尾隨的原始人一湧而上，利用手中的矛和石斧（即前文提及「樹枝、石頭之類的物體」）把斑馬活活剖開，就地大快朵頤後，便施施然將割下的肉塊和骨髓帶回營地，留待當晚野火會享用。

原始人趁大白天行動另一好處，是可以避開威脅他們的貓科獵獸，獵獸比有蹄動物更不耐熱，故多於晚上或薄明／薄暮期間出動，及鮮會在烈日下覓食。再者，獅子等大型獵獸的食量是每餐30公斤的肉，與其浪費時間食人，牠們寧可選擇大份的草食獸如斑馬、牛羚等。

古猿走過的四百萬年

時至今天，某些原始部落仍沿用上述的狩獵方式，故人類學家推斷遠古的直立人以至智人也是以同樣的方式捕取獵物。據知現存的持久狩獵者通常每數天出動一次，每次跑上30多公里，那是半馬拉松與標準馬拉松之間的距離，估計遠古的獵者也要付出相近的運動量。由此可見，長跑是十分符合人類生態的運動，至少我們祖先已跑了不下二百萬年。

然而，人類慢跑的優勢，要到直立人階段才進化完成，在此之前，牠們仍是人不人、猿不猿的過渡性物種，身體結構也未足以有效地以雙腳跑步。自六百萬年前從猿類分家[13]，到四百萬年前兩足行走的南方古猿登場，及二百萬年前兩足奔跑的直立人，我們祖先用二百萬年學懂行，再用二百萬年學懂跑，換句話說，在那四百萬年不短的日子裡，牠們既沒獵食的優勢，也難以擺脫被獵的劣勢，雖然直立人最終取得勝利，但期間承受著極大風險，搞不好更會落得滅絕收場，究竟是甚麼原因驅使猿人出現徹底轉變及演化？

可以的話，沒有生物會選擇冒險離開慣常的舒適圈，促使物種改變或推動演化的，往往是無可避免的困局（亦即天擇中的篩選壓力（selection pressure），見後章〈Chapter 3 中央肥胖症與狩獵採集者〉），唯有標新立異，才有機會在絕境生存和繁衍下去。

在距今一千多萬至五百萬年前的中新世末段，全球氣候變得較之前寒冷和乾燥，非洲原本連綿的雨林逐漸萎縮，代之而起是日益擴張的熱帶稀樹草原（savanna）。在此之前，中新世初段滋潤的

13 這裡指人亞族生物（Hominina），包括現存的人類和多種已消失的古人類如直立人、南方古猿、始祖地猿等。

氣候有利猿族及其支系壯大，偌大的雨林本有無限資源，但隨著生態崩潰，猿類之間的競爭變得劇烈，較弱的族群無奈要遷離慣常棲地另覓生計，期間盡墨的猿科動物不計其數。

要從「樹系」轉型為「草原系」，猿類必須有突破性的改變，最終只有極少數成功例子，人類祖先是其中之一。當年情況大概是這樣的：話說有一伙弱勢猿類，牠們因某不明（或完全沒有）緣故開始用後腿站立和移動，但這習性幾乎無助雨林的生活，結果被競爭對手比了下去，更逐漸邊緣化到雨林的外圍。出乎意料的是，獨特的步姿卻有利牠們在新環境中生存。

猿類有強勁的上肢，方便攀爬樹木和拿抓食物，在地面移動時前肢也可以用來支撐身軀，但牠們指節行的行走方式效率極低。相比起人類，猿類如大猩猩或黑猩猩後肢較短（人類下肢則是修長），生長在身體兩側並向外傾斜（相比人類下肢是垂直位於盤骨正下方），走路時髖關節與膝關節呈屈曲狀態（人類雙腿的關節則是對齊和相對筆直），狹長後傾的盤骨更會上下左右及帶動上身搖擺（人類橫向的盤骨則由臀肌穩定下來），所以每走一步，猿類也要花時間力氣來修正偏離的重心，結果，因為笨拙的力學安排，牠們走路消耗的熱能是人類完成同等距離的四倍。話雖如此，那亦無損猿類在雨林中存活，但倘若換個環境便是另一回事。早期人亞族的效率雖及不上直立人及現代人（可能處於人類與猩猩之間），但些微的轉變，已有助增加生存機會，相關優勢更會透過天擇不斷改進和累積。

在雨林草原化的過程中，尤其兩種地域交界的邊陲位置，林區會逐漸被草原包圍和分隔成一塊一塊的灌木叢，遭擠離棲地的猿類在此等環境落腳，由於資源難以持久，不少猿類也因而滅絕。相反慣以下肢行走的人亞族，牠們的習性正好適用於相對貧瘠的新環境，憑著優秀的移動效率，這些猿人輕易地在灌木叢之間穿梭遊走，尋找有限的食物來源和庇蔭。指節行的猩猩只有半徑 3 公里的活動範圍，估計早期人亞族能將其增至 9 至 15 公里，換言之，牠們所能涉足的資源，是固有的十至二十多倍。往後四百萬年，人亞族演化出南方古猿及分支成多個旁系，自此，我們祖先便正式踏出樹林，準備好進佔整個地球了。

背痛的處理

醫生處理腰背痛，離不開處方止痛藥和病假紙，實在治標不治本 ——腰背痛之本，是史前古猿為著適應環境而演化的生態，你叫醫生怎去根治？古語有云，出得嚟行，預咗要還，古猿行出草原，後果得由子孫（即是我們）世世代代償還，想深一層，腰背痛也是人類這物種因進化而要付出的代價。

由於直立緣故，腰椎受壓和腰酸背痛似乎是我們難以逃避的命運，再者，脊椎損耗如骨贅、軟骨磨蝕等是永久性和無法修復的（除非進行外科手術）。話雖如此，我們還有可以做和需要做的，譬如負重時注意姿勢和發力正確，避免腰椎受到不必要的損耗，還有多鍛鍊腰背肌肉來保護脊椎，這些措施或可延緩及減輕腰椎的症狀。

坊間有不少聲稱能幫助腰背痛甚至修復受損關節的保健產品，好像鈣片、葡萄糖胺、軟骨素、深海魚油丸等。

先講鈣片，飲食中攝取足夠鈣質有助預防骨質疏鬆，但必須配合恆常的負重運動（weight-bearing exercise），譬如緩步跑、球類運動、舞蹈、太極等，淨吃鈣片但不做運動便難有成效。對經已出現的骨質疏鬆，只補充鈣質其實是無濟於事的（需與 bisphosphonates、strontium 或 denosumab 等藥物一併使用才具療效），再者，服用鈣質對修復關節也毫無作用。

葡萄糖胺（glucosamine）和軟骨素（chondroitin）補充劑在坊間極度流行，原理是兩者均為軟骨的成分，故服用了便能修補磨蝕了的軟骨和促進關節復原——這概念就等同吃豬腦補腦力、吃魚眼補眼力、吃雞腳補腳骨力、吃牛鞭補……某一種能力。然而，吃葡萄糖胺和軟骨素補軟骨，其實跟以形補形同樣沒有科學根據，因為進食軟骨的成分，並不等於就能將其直接補充到關節之中。雖然這些商品在坊間極度暢銷，但迄今仍未有確實證據支持它們能有效修治受損關節或脊椎（廣告或代言人的宣傳句語除外）[14]。

相比徒有虛名的鈣片、葡萄糖胺和軟骨素等，深海魚油丸是較具療效的補充劑，它含有 omega-3 脂肪酸，能調低人體環氧合

14 人類軟骨組織缺乏自我修復的能力，故此任何損傷也幾近是永久性的。科學家正致力研究幫助關節軟骨復原的方法，希望可以造福將來的病患——講明是將來的科技，即是說能修復軟骨的治療仍未面世，及目前那些（包括坊間的甚麼補充劑）均沒有實質效用。

Towheed TE, Maxwell L, Anastassiades TP, Shea B, Houpt J, Robinson V, et al.（2005）Glucosamine therapy for treating osteoarthritis. *Cochrane Database of Systematic Reviews.* https://doi.org/10.1002/14651858.CD002946.pub2

酶（cyclo-oxygenase，簡稱 COX）的活躍度，產生近似非類固醇類消炎藥（non-steroidal anti-inflammatory drugs，均屬 COX-inhibitor）的止痛效果，換言之，魚油丸等同一種比聊勝於無強一點點的消炎止痛藥（而非單純的補品）。不過要注意，服用魚油丸雖能稍稍紓緩痛楚，卻也無助改進或修復受損關節，同樣是治標不治本。

附錄：人亞科族譜

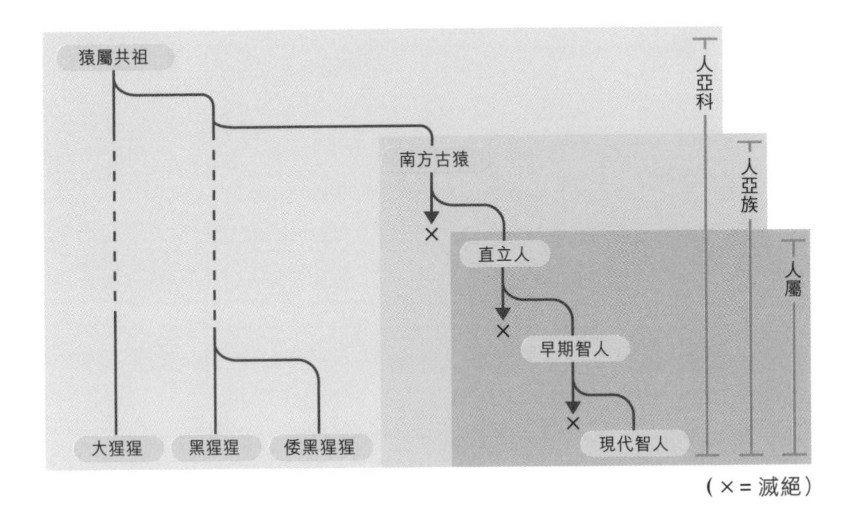

註：人亞科（*Homininae*）；人亞族（*Hominina*）；人屬（genus *Homo*）

Chapter 3

中央肥胖症與狩獵採集者

今天，我們身體仍保留著「積穀」的習性，但生活中再沒「防饑」的必要。

患者：	竹內力
年齡：	五十代
診斷：	中央肥胖症（central obesity）
病徵：	體重及脂肪比例增加，在腹部積聚尤甚，有併發高血壓、高血糖、心血管病、關節病和多種癌症的風險
直致病因：	過度飲食加上運動不足的「收支失衡」
究極原因：	人類基本生理與現代生活方式的錯配（mismatch）

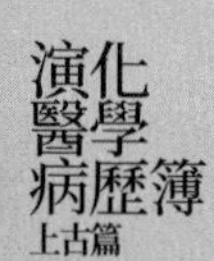

「梨沙小姐，請坐。」

「小甚麼姐啊，都覆診了二十多年，仲細咩。話時話，麥醫生你好似愈來愈肥喎（病人毫不客氣便說醫生肥，可見梨沙小姐跟麥醫生真的相識了很久），是否心廣體胖？」

「此言差矣（拿出手機捽了幾捽），認得這位花樣美男嗎？他叫竹內力，九十年代在日劇《101 次求婚》飾演小提琴王子，把全亞洲的師奶殺光……梨沙小姐，你無事吖嘛？」

「我頂得住，請繼續。」

麥醫生再捽了捽手機：「二十多年後，他已是胖大叔一名，BMI[1] 過 30，專門扮演土豪、貪官、黑社會大佬。」

「哇！完全是另一個人。」

「有都市傳說指出，男性三十過後，平均每十年會重 10 磅，即所謂的中年發福，故此，在下與竹內兄身形上的變化，實屬正常不過。

1　身體質量指數（body mass index，簡稱 BMI），計算公式：BMI = 體重（公斤）÷ 身高（米）÷ 身高（米）。例如，身高 1.8 米，體重 75 公斤，BMI 便等於 75÷1.8÷1.8，即是 23。BMI 的用途詳見後文。

「然而，凡事總有例外（麥醫生又捽了捽手機），這位是阿部寬，與竹內力同期出道，尊尼事務所繼苦柿隊、少年隊和飛車歌舞三人組後[2]，原本打算力捧二人加上小弟成立新一代偶像男團，取名『車見車載三人組』（可惜最後還是選擇了木村拓哉們的SMAP）。二十載過後，阿部寬仍能保持狀態，代價是長期節食和每天數小時的帶氧運動，平民百姓如我等之輩，實在難以貫徹這種生活模式。」

「醫生大叔不要灰心，男人要有點肚腩才夠分量的。」

「那明顯是安慰說話，梨沙小姐的美意在下心領了，但身為醫生，我當然明白大肚腩的壞處。腹部積聚過多脂肪，醫學上稱為中央肥胖症，當事人有很大風險患上高血壓、糖尿病和心血管病，某些腫瘤包括食道癌、胃癌、大腸癌、胰臟癌、乳癌、卵巢癌、子宮癌、甲狀腺癌等也與肥胖有關。」

「弊傢伙，我一樣有脂肪問題，看看這『龍躉』。」

「很多年輕女性豐滿的部位也集中在臀部和大腿，造成俗稱『啤梨形』（gynoid distribution）的下半身肥胖，但其併發心血管病的風險是遠低於『蘋果形』（android distribution）的上半身中央肥胖，故前者不算一種病態。」

2　八十年代日本當紅男子偶像組合，苦柿隊成員包括本木雅弘、布川敏和、藥丸裕英；少年隊包括東山紀之、錦織一清、植草克秀；飛車歌舞三人組近藤真彥、田原俊彥、野村義男；香港同期有胡渭康、林利、孫明光的小虎隊。

「太好了，那我可盡情吃最愛的自助餐了。」

「梨沙小姐，飲食不懂節制，小心啤梨變蘋果。」

「醫生大叔有口話人無口話自己，你何嘗不是阿部寬變竹內力？」

身體質量指數（BMI）

世界衛生組織以 BMI（體重（公斤）÷ 身高（米）^{2}）定義成年人的肥胖程度：

BMI	18.5 至 24.9	正常
	25 至 29.9	過重（overweight）
	≥30	肥胖（obese）
	≥40	病態性肥胖（morbidly obese）

以上只是粗略的指標，未必能夠反映所有個體的肥胖程度。

二十一世紀殺傷力最強的風土病

根據世界衛生組織1975至2016年數據，在過去四十年間，全球的肥胖人口暴增了不下三倍，撇除未成年人士，BMI超過25的估計有二十億人，當中BMI大於30的更高達六億五千萬人，換言之，在全球成年人口中，過重的佔40%，當中三分一更可歸類為肥胖，受影響比率最高是發達國家五十至五十四歲的男性及六十至六十四歲的女性。

至於香港，傳統上，中國人BMI 23或以上已定義為過重，BMI 25或以上會定義為肥胖，故此，我們過重的成年人口比率約為50%，當中六成更屬肥胖，問題尤其見於四十五至五十四歲的男性及六十五至八十四歲的女性。

自上世紀九十年代，肥胖對全人類健康的影響逐漸浮現及愈加嚴重，今天，與肥胖相關的死亡個案每年也有四百多萬宗，比三十年前上升了30%，當中二百七十萬宗源自心血管病，六十萬宗源自糖尿病。總括來說，肥胖人士的死亡率是不肥胖人士的兩倍，歿於心血管病的風險更會增加四倍，如果是BMI超過40的病態性肥胖，其死亡率更會大幅提升六至十二倍，令當事人預期壽命（life expectancy）縮減五年（女性）至二十年（男性）。

世衛解釋，肥胖問題在全球蔓延，成因有二：

一、飲食模式改變，增加了進食以糖分和脂肪為主的高熱量食物；

二、城市化和悠閒的生活方式令大家運動量普遍減少。

上述因素更隨著發達國家的富裕程度不斷加速，以致與肥胖相關的疾病及死亡在近年大規模爆發——趁假日到小店吃一客英式炸魚薯條附送甜品的午餐，然後乘車回家打機煲劇，晚上與家人火鍋或韓燒放題，順道品嘗網上推介的糖水——看似正常不過的週日活動，卻是暗藏殺機……

要了解現代飲食和生活模式的殺傷力，我們得從舊石器時代（Paleolithic Period，距今二百多萬至約一萬年前）說起，那是猿人逐漸被塑造成人類的最重要階段，在該段漫長歲月裡，古人類與人類是以狩獵採集者（hunter-gatherer）的求生形式存活，換句話說，我們祖先以至我們的身體機能亦是因應而生。

人類狩獵採集的起源，要追溯至數百萬年前非洲大陸的氣候與雨林生態轉變，古猿一族被逼遷徙至相對貧瘠的稀樹草原，由於食物資源短缺，牠們往往要長途跋涉找尋可以吃的，好像野果、堅果、根莖類植物、野穀（通常儲存作後備食糧）、昆蟲、鳥蛋等。人類以至古人類是雜食性動物（omnivore），意思是只要吞得下肚子的，甚麼也可大吃一頓。到後來發明了切割用的石器，古人類便開始搜集草原上獵獸吃剩的動物殘羹和骨髓裹腹，繼而直接進行狩獵來補充食物的不足（詳見〈Chapter 4 盲腸炎與智人〉）。及後當棲地擴展到湖泊岸邊，他們的餐單便再加入了魚類、龜、蝦蟹、貝類等。當然，狩獵採集模式是經歷過百萬年才逐漸成形的。

估計狩獵採集者每兩三天便出動一次，在營地方圓 80 公里以上的範圍內收集食物，及不定時進行為期二至四天的狩獵活動，之後便會留在營地休息，直至下一回合的覓食之旅[3]。他們也傾向男女分工，狩獵被視為男丁神聖的職責，女性則留下打理雜務和到營地周遭採集靜態的物資，這可能就是母系社會（及大男人主義）的開端。

與都市人相比，當代以至上古狩獵採集者的日常飲食只包括野生植物和野生動物（比重在1：1至1：2之間），加工食物、乳類製品、精糧等現代化產物也自然欠奉。在常量營養元素（macronutrients）方面，狩獵採集者的卡路里攝取量約為每天2,900千卡（kcal；坊間俗稱一單位的「卡路里」通常是指1千卡），當中碳水化合物、蛋白質與脂肪提供的能量比重分別是45%、35% 和20%。都市人每天吸收2,000千卡左右（我們運動量當然遠遠不及狩獵採集者），而三種常量營養元素所佔的能量比重是碳水化合物46%、蛋白質12% 及脂肪42%，換句話說，現代飲食是相對高脂肪與少蛋白質[4]，再者，除了常量營養素的比例，其性質亦大異於遠古時代。

古今飲食大不同

現代都市人十分倚賴五穀類和澱粉質為主食，香港市民每餐也離不開絲苗白米，其他地方的人會選擇麵包、饅頭、馬鈴薯、

3 史前人類的生態和習性，是推斷自：一、現存的少數狩獵採集部落；二、考古的出土發現，故此不排除與史實有若干程度的偏差。

4 根據食物安全中心的建議，成人卡路里攝取量應為每天1,700至2,400千卡，常量營養元素所佔能量比重是碳水化合物55%至75%、蛋白質10%至15%、脂肪20%至35%。

意粉、麵食等做正餐，大家最愛的甜品及很多飲品都添加了不少糖分——攝取大量碳水化合物漸已成為現代飲食文化的趨勢，就連香港衞生署亦加以配合，建議我們碳水化合物的食用比例上限是人體所需能量的75%。

雖然狩獵採集者的總能量有近半也是來自碳水化合物（每天食用量約為330克），但比起現代穀物，他們所吃的主要是野生種子（即野穀，一般會儲備作應急之用）及根莖類植物，不論野穀或根莖，除了澱粉質，也含有高比率的纖維質及微養分（micronutrients）。相反，現代人普遍食用的穀物都是人工改良的品種，經過多年選擇性培植，一般穀物已變得肥大（即高澱粉質）及少渣滓（低纖維）。無他，生產精糧，也是因應消費市場的需要，就算傳統「健康飲食金字塔」（可參考衞生防護中心網頁）也建議均衡飲食應以穀物為主，正確食用量更可高達每天八碗[5]。想深一層，大部分現代穀物其實只為我們提供碳水化合物而欠缺其他營養要素，醫學家把這些食糧（亦即人類的常規食糧）揶揄為empty calorie food，意思指這些食物除了載滿卡路里外便一無是處。

至於蛋白質與脂肪，狩獵採集者所攝取的比重分別是都市人的三倍及二分一，即每天食用約250克蛋白質和70克脂肪（按：以上皆為平均值）。常識告訴我們，脂肪以「邪惡」聞名，然而，古

5　那是建議的成人健康用量，每碗穀物相等於一碗白飯、1¼碗麵或兩片麵包。

人類所吃卻是「善良」的脂肪。首先，他們攝取過半也是植物性脂肪，就算來自肉類，古代獵者從野生動物獲取也是名副其實的「瘦肉」，不但沒皮下肥膏，肌肉中也只有少於5% 的脂肪比例，而且主要是細胞結構的不飽和脂肪酸（unsaturated fatty acids，屬不損健康的脂肪）。反之，現代都市人所吃多人工飼養的豬、牛、羊，牠們的肉夾雜了25% 至30% 的飽和動物性脂肪[6]，包括厚厚的皮下脂肪和滲在肌肉間「大理石」或「雪花／霜降」紋理的油脂，論邪惡度，當然後者完勝。

原始人類每天進食大量野生植物，吃下的纖維質比現代人高出數倍。雖然纖維質沒甚營養價值及難以消化，但到了今天反而成為了一個優點，因為高纖食物不單有助排便，也可快速填飽肚子，令我們沒多餘胃口吃太多脂肪和澱粉質（及附帶的空白卡路里）。可惜高纖食物多數不甚矜貴及口感比較粗糙，不易為識飲識食、驕生慣養的都市人所受落。

6 野生肉類中不飽和脂肪酸對飽和脂肪酸的比例是1.4：1，而飼養肉食的比例則為0.4：1。

我家的神奇飯煲

香港人是食米一族，全港年耗米量超過三十萬噸，即是每人平均吃掉十包5公斤裝的白米。記得小時候，香港仍未有那些真空包裝、硬得像大陸板塊的超市白米，老一輩要到米舖糴米，窮人糴的是米碌，富戶人家則一擔擔白米的買。不過，散裝米保存期有限，容易滋生「穀牛」，自上世紀七十年代，市場推出了獨立包裝的油粘米王、絲苗米王，隨著那句唱得街知巷聞的「XX真靚咯」，傳統米舖最終也漸被淘汰。

香港人也愛來自泰國的香米（jasmine rice），該種米煮起來會有一陣詭異的氣味。當年在英國寄宿，香港學生會用電飯煲煮泰國米（唐人街有售），連同非洲學生煮木薯粉的怪味，兩大外族夾攻下，一眾西人都被燻得往房裡躲。筆者較有公德，用的是美國大米（American long-grain rice），煮起來至少沒有異味。大學食堂間中也會提供白飯，做法是水加米然後一大盤放入烤爐焗熟，通常配襯印度咖喱、chili con carne或Hungarian goulash，甚至混入老抽煮出所謂的中華炒飯（概念等同香港茶餐廳加入了番茄醬便是「西炒飯」，屬「西餐」的一種）。

就如其他精糧，除了提供卡路里和澱粉質，白飯其實沒太多營養成分。傳統上，中國庶民過時過節才吃白飯，平日只會食用粗糙的穀物，但比起白飯，粗糧反而更具維他命等營養價值。

近期流行煮飯時在白米混入其他穀物，假如閣下打開我家的飯煲，便會發現各式各樣的粗糧——紅米、糙米、燕麥、蕎麥、大麥、稞麥、黑麥、莜麥、麥糠、高粱、薏仁……網上聲稱每種也有特定的食療作用，但要逐樣婆婆媽媽的去記，你唔煩我都煩啦，只要吃過後大便暢通、腰圍縮減，那不是已經足夠了嗎？

原始餐單所含的微養分比現代飲食高數倍，包括各種維他命和礦物質（如鈣、鉀、鐵、鋅、鎂、銅），唯一例外是鈉質，即鹽分。不少古人類族群都生活在缺鹽的內陸地帶，鈉攝取量估計每天只得690毫克，但到了今天的現代化社會，鹽已變得不再珍貴，我們煲湯煮餸會用鹽調味，很多現成或方便食品如火腿、牛油、餅乾、麵包等也添加了鹽，這些改變令都市人的鈉攝取量激增至每天2,300至6,900毫克，達古代用量的十倍！人類吃鹽的習慣已大大偏離了自身生理需求，這錯配亦是高血壓、腎病、心臟病、中風等的重要成因。

精糧、糖分、鹽分、碳水化合物、飽和動物性脂肪，造成二十一世紀肥胖及其併發症全球大爆發，直接成因固然是我們吃得太多，但同時亦要考慮人類祖先吃得太少會遺下甚麼影響。

人類自肥企画

神經性暴食症（bulimia nervosa）是常見的飲食障礙，較嚴重的暴食可歸類為精神病，根據診斷定義，患者平日食量正常，但每週最少有兩次暴食發作，患者會不能自控地吞下大量食物，而且較易患上抑鬱或焦慮等情緒問題。

有輕度或非病態性暴食傾向的其實大有人在，我們身邊總有一些間歇性「喪食」薯片、蛋糕、巧克力等零食的親友同事，香港人也愛光顧高級酒店任食自助餐，參賽者每次例必鯨吞十碟八碟（看似）貴價的食物，不達目的誓不罷休。

為甚麼我們會有暴食症或暴食傾向？那可能與人類的原始習性有關。

在發明畜牧和耕作之前，古代部落原本是狩獵採集者，他們平日只可以收集到有限的食物資源，僅夠糊口但不足以飽餐。要每隔數天，當外出狩獵的男丁帶回得來不易的疣豬、羚羊等獵物，大伙兒才可解放食量，盡情享用一頓「野豬全體」或「烤全羊宴」——這大起大落、與暴食無異的飲食生態，在人類史上持續了過百萬年，也許，暴食傾向因而成為了人類潛意識的一部分。

本章重點並非暴食不暴食，而是想帶出石器時代人類生活的匱乏，狩獵採集者沒有穩定的食物來源，面對各種季節及環境變化，賴以為生的食物鏈可能隨時斷裂，故此他們會把握每個機會盡情地吃，他們身體也會把握每個機會盡情地吸收。縱使如此，由於食物資源短缺（古人類也要透支大量勞動力來搜集這些資源），他們只能長期處於僅僅的能量平衡（即攝取的剛足夠抵銷輸出的熱量）甚至能量負平衡（negative energy balance，即入不敷支）狀態。所謂好天收埋落雨柴，為了適應「一曝十寒」的飲食模式，人體因而調整出一套節儉型的代謝與儲存機制，盡可能在匱乏時提升吸收養分的效率和減省能量消耗，及盡可能在充裕時將多了出來的熱能保存下來，結果，在長期能量負平衡衝擊下，人類的代謝系統便變得特別善於減省消耗和儲存能量了。

脂肪是人體最有效的熱能儲備介體，每克脂肪可提供九個單位的備用卡路里，這儲存量相等於碳水化合物性介體（如糖原，glucagon）兩倍以上。當原始人類從食物攝取大量卡路里後，過剩的便會轉化成身體脂肪（lipogenesis），這些脂肪儲備就像一個倉庫，缺乏食物時，身體便會從脂肪提取熱量以維持生命，因此，身體脂肪可說是原始人類賴以生存的底線。

物競天擇，適者生存（按：In the context of 原始人類的演化，其實也可說成「物競天擇，肥者生存」），在嚴苛和物資匱乏的自然世界，愈容易吸收營養和積聚脂肪的，便愈有條件熬過飢餓生存下去，易胖結果成為原始世界中一種優勢，愈易長胖的，便愈難被天擇篩走，及愈有機會排眾而出，成為適者，並將易胖的特質遺傳給下一代。石器時代的狩獵採集者固然如此，就算及後人類學會了耕作[7]，情況也沒有改善。農業造就了人口膨脹，並形成社會對農產收成的依賴，因失收或戰亂引發的超大型饑荒在中國以至世界歷史上比比皆是，歷代餓死的人數以億計，較能儲備脂肪的，往往也較能成為饑荒的生還者。

現存的人類，便是從這種逆境中繁衍及篩選出來的。

不過今天，人類「積穀防饑」的原始本能卻反過來成了致胖的緣由，因為身體仍保留著積穀的習性，但生活中已沒有防饑的必要。都市化的生活為大家提供了穩妥的食物供應鏈，再者，我們不用付出太多體力代價已可得到豐厚的盛宴，以往草原奔馳的獵物（食物），如今已換了在超市貨架或快餐店中乖乖等著我們。如是

7　與舊石器時代歷時數百萬年的狩獵採集相比，人類開始慣性地耕作只有少於一萬年。

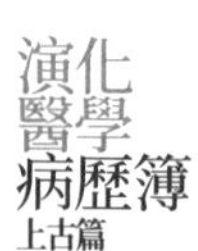

者，不勞而獲、出不敷入的飲食失衡，結果成為了導致肥胖和各種疾病的元兇。

換言之，人類昨日演化的優勢，在今天文明社會已成了致病的包袱。

萬千年的飢餓與能量負平衡，令人體衍生出異常的吸收能力，當食物充裕時，我們可將七成以上的額外熱量收納為身體儲備，其中大部分（達九成）也會被轉化成脂肪。用作儲備的脂肪主要集中在腹腔（abdominal 或 visceral fat）及軀幹的皮下部位（subcutaneous fat），故此當脂肪儲備過剩，便會造成腰圍增加即中央肥胖的形態，引發包括心臟病、血管硬化、糖尿病、代謝綜合症（metabolic syndrome）及各種慢性併發症的風險，就是這團脂肪。

男兒當發福

根據觀察（加自身經驗），不管年少時多「瀟湘」，男人三十過後，體重每十年便會增加 3 至 5 千克（即大概 10 磅），到五十歲，各位男士可能已經重了 20 磅！這重量主要來自腹部的脂肪積聚。另一方面，比起年輕人，中年男人的肌肉比率也會流失約 15%[8]。

8　除了脂肪比例增加（hyperadiposity），肌肉量減少（sarcopenia）也是中央肥胖的症狀。

且不說吃多了和運動少了，「中年發福」也可能是由天擇引發的正常生理現象。

上古時代，男性在部落負責狩獵，故此需要強健的肌肉和體格。遠古獵者退休年齡大概是三十歲左右，隨著年華老去，男人身體機力轉差、關節勞損，打獵的能力及獵獲亦買少見少。這時，原本賴以為生的肌肉便會成了負資產，因為肌肉比率愈高，新陳代謝便愈快，身體所需的熱量和食物也愈多。步入中年後，為免繼續虛耗資源，人體便預設了時間表令肌肉自動流失，取而代之是積聚脂肪以作儲備，這樣可減輕新陳代謝的擔子和節省能量消耗，讓身體在往後的饑饉中仍能支撐下去。換句話說，中年發福其實是人類演化中一種有利生存的條件。

上述是演化學家提出的「年青獵者論」(young hunter hypothesis)，解釋了為何男性在中年後會容易發胖和出現肌肉流失。

同一道理，運動員如田徑選手、體操選手、泳手、球員等只有短短十數年職業生涯，未到三十歲便從高位回落，無奈引退（或轉任教練），這也是歸咎於人類這自然的生理機制。

然而，上述理論除了用來做長胖的藉口，亦可為避免長胖帶來一點啟示。

首先，有兩條方程式：

一、以一天計算，能量平衡值（energy balance）= 飲食攝取的熱能 — 總能量消耗（total energy expenditure）

二、總能量消耗 = 基礎代謝率[9]（basal metabolic rate）× 身體活動水平（physical activity level）

長胖或積聚脂肪的原因是持續的能量正平衡（positive energy balance），以一個平均身形的成年人計算，假使他／她每天進食的熱量比消耗的多一成——對，就只是一成——十二個月後，他／她的體重預計會增加13.6公斤！都市人變得肥胖，是由於生活上普遍的收支錯配，比起古人類，我們每天攝取的卡路里其實不相伯仲甚至低於他們，真正造成能量正平衡的，是因為大部分現代人都只有極低的運動量（即方程式中「身體活動水平」），以致熱能的總消耗量減少和剩餘量增加。再者，古人類只有間歇的能量正平衡，其他時間長期處於飢餓邊緣；反之都市人從來不愁飲食，加上體力勞動不成正比，自然地落得產能過剩和衍生肥胖的問題了。

9 基礎代謝率反映維持身體基本機能所需最低限度的熱量，簡單來說，即是存活的最低消費，當中包括產生心跳、體溫、血液循環、呼吸、消化、排泄、生長及各種細胞維生功能所需的能量。

一日三餐

西方流傳了一個東方有關牛的故事。

上古時代，大地仍是一片蠻荒，人類在嚴苛的大自然過著無異於野獸的生活，每天也吃不飽、穿不暖。玉皇大帝決定大發慈悲，遂派遣麾下的牛神宣讀意旨，若果人類肯努力工作，就能每三天有一餐飽飯吃，牛神領命後便趕赴人間。

人類見一牛形物體從天而降，都下跪參拜，牛神頓時喜不自勝、得意忘形：「奉天承運玉帝詔曰，本座乃天將牛神，卑微的人類啊，你們努力工作的話，就能每一天有三餐飽飯吃。」

說罷，全人類立即轟然歡呼：「謝玉帝隆恩！萬歲！萬歲！萬萬歲！」

身為問責官員，牛神當然要為失言付出政治代價，於是被貶落凡間，世世代代幫人類耕田。

今天，一日三餐（或以上）已是都市人的指定動作，那要拜牛神即農業所賜。在石器時代人類還未懂務農之前，我們的祖先是靠狩獵採集維生，獵獲得來不易，故每隔數天才可飽餐一頓，玉帝說每三日有一餐飽飯吃，所指便是這天生天養的原始模式。約一萬年前，人類陸續發明出耕作技術，有了較穩定的食物來源，故此便能一日多餐。

古代莊稼人慣例是一天兩餐而非三餐，人們日出後吃過早飯便會到田間工作，天黑前再吃一頓便上床睡覺，直至有了照明的技術，令「白天」延長後，人類才改為進食早午晚三餐。

古人類在新石器時代（Neolithic Period，始於距今約一萬年；不同族群進入這階段在時序上有若干差異）逐漸以耕作和畜牧取代過往的狩獵採集模式，此外，他們亦發展出減省勞力的科技，最先是利用馴化的動物作役畜和馱畜（譬如牛耕田、馬拉車），接著便是水車、風車等機械，直至掌握化石燃料和各種現代化能源，最終，人力勞動只見於落後地區或發達國家某些職業甚至消閒上。今天，如可選擇，絕大部分都市人也偏愛靜態的工作和娛樂，熱能需求量亦因而比過往減低達15%至30%，若果沒在食物攝取方面相應調整，便會導致能量正平衡長期高企和過度儲備了。

因此，為了維持均衡的能量正負值及避免脂肪積聚，我們先要增加身體活動水平（簡稱 PAL）以提升總能量消耗。PAL 高低得視乎當事人的運動量，如果過著只包括吃飯、睡覺和呼吸的「躺平」生活，我們理論上可將 PAL 降至最低的 1.2，相反職業運動員和特訓軍人的 PAL 可高達 4.7（人類上限是 5.0），一般都市人的 PAL 會介乎 1.5（例如白領 OL）至 2.0（例如體力勞動者；古代農人可達 2.5）之間。要上調 PAL，最直接的方法是多進行劇烈運動如跑步、游泳、踩單車和各種球賽，持之以恆的話便能保持甚至減去多餘的體重。

讀者或會問，假使決意躺平不做運動，只透過節食將熱能攝取量減至低於總消耗量，是不是也能造出能量負平衡（和減肥）的效果呢？這方法的成效關係到方程式中另一參數——基礎代謝率。

節食初段，體重沒錯會迅速下降，但當人體察覺卡路里減少和持續的能量負平衡時，預設機制便會將肌肉比例自動下調，從而降低基礎代謝率來應付熱能不足（按：古代獵者也是靠流失肌肉來調低基礎代謝率，以應付中年後的能量負平衡；基礎代謝率與身體結構的關係會於下章詳述）。之後，由於總能量消耗減少，當事人便會發現減磅的進度有所放緩甚至停滯不前，更糟是一旦放鬆飲食，由於基礎代謝率（及總能量消耗）仍處於低位，能量平衡值便會在卡路里湧入之下驟然暴升，令體重立刻反彈，打回原形。故此，節食歸節食，我們同時要進行適量運動以維持一定的肌肉質素和基礎代謝率，才可有效及持續地消耗身體多餘的熱能。

啤梨美人

脂肪是人體能量的倉庫，以一個正常身形的成年人計算，皮下及腹腔的脂肪大概儲有 140,000 千卡的熱能（肥胖人士會更多），當面對能量負平衡，那筆後備資金便會抽調作應急之用，而做運動消脂，目的也是為了花掉那十四萬的一部分——十四萬已看似遙不可及，然而，對很多年輕女士來說，她們還有另一個脂肪庫存，而且比男士的肚腩更要頑固。

鏡頭一轉，粵語長片年代的望族娶媳婦，會千叮萬囑媒婆找個「好生養」的黃花閨女，好讓九代單傳兼四期肺癆的大倌可以繼後香燈。好生養是個傳統民間概念，老人家會以婦女的身材判斷她們的生育能力，臀部和大腿愈豐滿，便愈能傳宗接代，即所謂的好生養。今天，稍有常識的也會明白身形並非評估女性生殖力的客觀準則，但從生物學角度，構成下半身豐滿的脂肪分佈，若干程度上確是與生育有關。

俗稱「蘋果形」的中央肥胖是由於長期卡路里過剩，以致脂肪在腹腔與上半身積聚，造成大肚腩、士啤呔、雙下巴、拜拜肉等臨床表徵（clinical features），但只要保持均衡的熱量攝取與活動水平，假以時日總可將問題擺平。反之，很多略為肥胖甚至部分偏瘦的女士，臀部及大腿位置也會出現不成比例的皮下脂肪（西方人將其形容為鞍囊，saddlebags），即俗稱「啤梨形」的下半身肥胖，這並非病態，因為其引致慢性心血管病與代謝病的風險遠低於中央肥胖，但潮流吹捧纖瘦才是美，所以一些女士會嘗試以各種方法消脂或纖體，可是腰下那對鞍囊始終揮之不去。

與中央肥胖相關的脂肪是身體的備用熱能，盈餘時直接輸入，虧欠時直接提取，易借易還。相比下，女性下半身那幾組脂肪就像一筆保險金，未到非常時期也不會輕易動用——該段非常時期就是懷孕及哺乳期了。除了正常開銷，孕婦每天平均要消耗多 285 千卡，十月懷胎，那便要額外的 80,000 千卡，加上哺乳期每天的 500 千卡，女性臀部和大腿那幾組脂肪儲備的熱能，便是預留給孕育嬰孩的最後防線，這亦解釋了為何啤梨美人就算多努力運動或節食，對改變下半身肥胖也事倍功半。

自助餐必勝攻略

香港人愛吃自助餐是舉世聞名，但凡節慶，及即使未到節慶，也例必光顧酒店的高級自助餐，香港人跡近自虐的吃法更是曠世奇聞，我們已非單純讓味蕾享受，而是挑戰人類腸胃的耐受性與下丘腦垂體的飽足反饋機制，無他，香港社會向來經濟掛帥，本土自助餐文化也反映了主辦單位與食客在成本導向消費模式下的博弈——儼如古羅馬鬥獸場的酒店宴會廳，擺滿各式各樣兼無限量供應的美食，一眾參賽者（即食客；假使全體換上綠色運動外套便更合適）在觥籌交錯間衝鋒陷陣，邊吃邊盤算挑選的食物是否合乎經濟效益，只要在法定時間內吞下的分量與成本價可以超越收費，便算擊敗主辦單位，成為勝利者。

要在這場鬥智鬥力的競賽中立於不敗之地，我們有個最強後盾，那便是科學，筆者以科學和人類飽餓生理機制為切入，及克服主辦單位的諸多阻撓為前提，制定了一套自助餐必勝指南，供廣大香港市民參考。

鏡頭一轉，我們又回到競賽場地，一出閘，眾參賽者已立時湧往切肉車、海鮮檯和壽司吧，狂掃他們至愛的燒牛肉、和牛柳、生蠔、龍蝦、沙西米……等一等，這樣便大錯特錯，也正正中了幕後主辦者預先設置的圈套。澱粉質、蛋白質、脂肪、纖維質，當中最易飽肚自然是纖維質，高纖食物很快便能填滿胃部，故自助餐切忌選擇蔬菜、沙律、水果（按：自助餐不吃菜，正路吖，至於備受熱搶的西瓜，講真是頗為便宜，不吃也罷）。其次飽肚便是蛋白質，因為蛋白質能促使小腸內分泌細胞產生一種叫cholecystokinin（簡稱CCK）的荷爾蒙，其作用是減慢胃部活動及刺激中樞神經，令當事人有滯和飽的感覺，所以自助餐應盡量避免選擇高蛋白質的肉食和海鮮（所以千萬不要吃和牛、龍蝦、鱈場蟹、生蠔、魚生等）。

比起蛋白質，以脂肪或澱粉質為主的食物較難令人吃飽，和較易吃得多，故此是自助餐不二之選，我們應以白飯、白麵包、餅乾、壽司（不過要走魚片）、粉麵等高澱粉兼低纖的精糧為骨幹，再輔以調味料譬如豉油撈飯、果醬麵包、味精湯河，這樣便能大量地吃兼且食極都唔飽。請放心，酒店拿得出來的，就算區區粥粉麵飯，都必定是貴價貨（按：à la carte 散叫白飯最少也數十元一碗，湯麵更隨時過百），要回本絕非難事。

假使嫌白飯、白麵包太過樸實，專攻甜品其實也是個錯不了的選擇。常言道人有兩個胃，一個 for 正餐，第二個則預留給飯後甜品，所謂第二個胃，是由於甜品不易吃飽人，更會令大家愈吃愈起勁，尤其是高糖高脂的，若閣下把心一橫將正餐的胃也用來處理甜品，這場自助餐競賽便已勝券在握。在五花八門的甜品堆中，最不飽肚有雪糕、慕絲、馬卡龍，部分酒店也會提供歐洲邪惡系的甜品如 trifle、meringue、pavlova 等，近期大熱的韓式椪糖更是一百巴仙糖分，好吃、好玩兼完全吃不飽，一次過滿足三個願望，簡直完美。主辦單位滿以為把名貴甜品安排到最後好讓參賽者後勁不繼，豈料閣下一開波已瘋狂搶攻，定能將對方殺個措手不及、大失預算。

選對食物種類以外，二十一世紀的醫療科技亦可助你一把，令閣下成為不飽戰神。首先，我們要了解操控飽餓的生理機制，除了消化道有容積的上限，進食後人體釋出的荷爾蒙與神經肽（neuropeptides）也能令腸胃蠕動變得遲鈍，後者亦會影響中樞神經系統，產生飽滯的感覺。

經過第一輪衝刺，當胃部已塞滿了七七八八時，胃腸促動劑（prokinetic drugs，包括 domperidone、metoclopramide、cisapride、prucalopride 等）便大派用場，這些胃腸促動劑能收緊下食道的括約肌（lower oesophageal sphincter）和加快胃部蠕動清空（gastric emptying），如此便能不斷騰出空間以便進行第二輪以至第三輪、第四輪衝刺。此外，抑制CCK受體的抗拮劑（如devazepide）亦有助因進食過多蛋白質和脂肪而停擺的胃部重新起動。

醫學上更有各種抗飽藥物（orexigenics），令你永不言飽。中樞神經的飽餓機制部分由血清素（serotonin）與多巴胺（dopamine）迴路調節，所以相關的5-HT_{2C}受體抗拮劑和多巴胺受體抗拮劑（如mirtazapine、olanzapine、cyproheptadine等，多用作精神科藥物）也具開胃的效果。人體有不少神經肽或荷爾蒙亦與飽感有關，好像下丘腦腺（hypothalamus）分泌的POMC（pro-opiomelanocortin）、CART（cocaine & amphetamine regulated transcriptase）、endocanabinoids；脂肪細胞釋出的leptin、adiponectin，腸道和胰臟腺體釋出的CCK、PP-fold peptides、GLP-1（glucagon-like peptide-1）等，只要開發出這些介質或其受體的抗拮劑，便能有效抑制飽足感，令食量無窮無盡，吃遍天下無敵手。

好了，寫自助餐到此為止，但讀者請注意，以上攻略純屬惡搞，而且經過專人訓練，家庭觀眾及小朋友切勿模仿。自助餐的意義是讓大家可以偶然發洩一下潛意識裡的暴食傾向，歸不歸本事小，最緊要吃得開心，食物挑選合口味或新奇的，剛好吃飽便可以，何必攞苦嚟辛？

前文提及人體有複雜的機制操控飽足感，與其相當的是同樣複雜的餓感機制，引發飢餓感的因素包括源自下丘腦腺的神經肽譬如NPY（neuropeptide Y）、AGRP（agouti-related peptide）、 orexin，脂肪細胞產生的荷爾蒙 resistin 和腸胃分泌細胞產生的 ghrelin 等，此外還有多種相關的環境與心理因素。

簡單來說，操控人體飽足感和飢餓感是一套相互反饋（feedback），當中由交替的神經迴路與荷爾蒙所操控，作用是在身體能量下降時以飢餓感觸動食慾，及完成補充後以飽足感截斷過度進食。假使飽餓反饋的調控出現偏差，便可能造成各種飲食失調症（eating disorders）[10]。

在現代商業社會，食物生產及相關的製造業、食品加工、物流、分銷，以至零售及餐飲業，這些統統是重要的經濟產業，要帶動市場運作，便得靠消費者增加食用量來將銷售和利潤提高，故此食品經營者的行銷方針，便是設法吸引消費者買得更多、吃得更多。當然，生產商不能把（上文提及的）抗飽劑直接加諸食品之內，不過他們卻善於利用各種心理策略來影響消費者購買食物的意欲。

先講產品的賣相（presentation），食物的外觀、色澤、擺置、香氣，無疑都會刺激食慾，有見及此，生產商一貫手法是將產品（理論上）最美好的一面展示出來——明明只是即食麵加調味粉，包裝上的參考圖示（serving suggestion）也會無厘頭變成有蝦有蟹再加半隻溏心蛋的海鮮雜燴湯麵大餐，因為生產商明白醒

10 筆者在自助餐攻略列舉了憶測性的抗飽或開胃藥物，但在發達國家肆虐的卻是過度飲食和肥胖問題，所以開發抵消食慾的抗餓藥物（anorexics）實屬迫切，譬如阻斷餓感迴路的抗拮劑或調低飽足感應的催活劑。現實中例子包括用於治療糖尿病的 metformin 和 GLP-1 受體促效劑，兩者除了直接降低血糖，也可順道減少患者的食慾，從而控制體重和進一步穩定血糖。

目的視覺暗示能大大提升消費者的購買意欲，不少國際飲食品牌也是以類似的技倆作為視覺媒體上的宣傳或行銷模式。很多食肆也精於營造促進食慾（和消費）的氣氛，譬如舒適浪漫的環境、燈光、音樂——本來平平無奇的海鮮湯，只要點起洋燭，再找位菲律賓歌手（用不純正英語）唱 *Three Coins in the Fountain* 或皇家學院小提琴五級現場拉 *Salut d'Amour*（按：竹內力劇中的首本名曲）助興，吃起來便會特別棒。

另一方案是從味覺入手，假如我們持續進食同一味道的食物，腦部便會覺得厭倦（palate fatigue），相反如果能夠不斷更換味道就能帶來新鮮感。所以就算一模一樣的食品好像即食麵、薯片、雪糕等，生產商也會加鹽加醋推出 N 種口味，讓消費者以為正在吃著多款不同產品，及把它們也買下。

食品生產商亦會刻意把商品設計得方便食用，這樣便能推高消耗量和吸引消費者重複購買。昔日的主婦是從街市買回一隻雞或一塊梅頭豬肉，之後還要花很多功夫和時間才能烹調出一鍋雞湯或一道蒸肉餅，現在我們有罐頭或紙盒裝雞湯及急凍的漢堡肉，翻熱後便可享用。若嫌翻熱也太煩，超市或便利店還有杯麵和微波爐食品，只要倒入熱水或叮數分鐘，一個步驟就可即食然後即棄，連碗都不用洗。所有商業化零食也是以方便消費者為首要任務——容易打開的包裝、可供即時食用、bitesize 一口一件、不需任何餐具用手指便可以……結果，大家在不知不覺間就愈吃愈多。正餐近年更有零食化的趨勢，只要在手機捽幾捽，袋鼠或熊貓[11]頃刻便會把熱

11 美食速遞平台。

呼呼的美食送到閣下府上。

上述種種也是食物商品的行銷策略，以盡量迎合消費者及放大他們對食物的消耗量，令食品產業的利潤得以維持和提升。再者，綑綁式及營造「大件夾抵食」的傾銷手法，好像家庭裝大堆頭商品或那些 buy N get one free（買 N 送一）優惠，也是鼓勵顧客在食品市場增加消費的常用技倆。

食物買多了，自然會吃多了，那或多或少也是促使近年肥胖問題飆升的原因。然而，若果為著市民健康而管制食品銷售，便會損害業界利益和有違市場經濟原則（按：在電視劇的世界，但凡「業界」也很有勢力，「市場經濟」更是神聖不可侵犯），要在不犧牲業界的前提下推動健康飲食，我們有甚麼可行的方法？

當有品味≠高尚

茶餐廳。

「老周，一位唔該。」

「咦，溫醫生，乜咁錯蕩啊？ 不用當值嗎？」

「醫生雖要當值，但也總會下班的。」

「今天吃甚麼？ 下午茶餐一律特價三十八蚊送熱飲，轉凍飲加兩蚊，A 餐炸雞翼薯條，B 餐五香肉丁麵配奶醬多，C 餐豬扒菠蘿油，D 餐沙嗲肥牛芝士撈丁。」

「我要沙律和咖啡。」

「不點套餐收正價喎。」

「那即是鼓勵綑綁式消費和變相減少顧客的選擇啫。算吧，照樣一杯咖啡，要脫脂奶、走糖，沙律也走醬（mayonnaise[12]的話我寧願唔要）。」

「脫脂奶、走糖、走醬咁有品味？我建議你稍移玉步去幫襯番鬼佬茶水檔（按：特許經營咖啡店），不過肯定冇三十八蚊呢支歌仔唱嘞。」

「我要求低脂、低卡路里飲食非關品味，只是想吃得比較健康。可是，健康飲食往往有其代價，比方說，全穀物麵包比白麵包有益，但也相對昂貴，五穀米營養勝過白米，售價也高於後者，買油同樣是花生油、粟米油較平，葵花籽油、橄欖油較貴。」

「醫生，吃得有益，自然要多付費，你沒聽過『等價交易』嗎？」

「此言差矣，主宰物價的，很大程度是群眾的消費及生活態度。需求量高的商品可以大批生產和大批推出市場，所以造價便能

12 Mayonnaise：茶餐廳或港式餐廳慣性在沙律拌進 mayonnaise 作 dressing，所以大家認知中的沙律醬 by default 便是 mayonnaise（少部分人也認識其次的千島醬），而且必定用上了才算完整的沙律。Mayonnaise 真身實為蛋黃醬，材料是蛋黃溝油，脂肪含量80%，作用除了將青菜變成港人認知中的沙律，還能將健康的食物變成不健康的食物（加入馬鈴薯會更糟）。要吃得健康，大家可考慮模仿西方人（沙律畢竟是西方菜式），轉用以橄欖油及醋為主的 dressing，或索性不用 dressing。

較便宜，好像那些大眾化的junk food（譬如茶餐A至D），由於銷量大，故得以草根價發售，這接下來又會吸引更多消費者，進一步推高銷售和壓低造價，最終造成（無意的）壟斷。亦因如此，只有已覺醒及不介意付費的小眾才會選擇健康食品，由於需求量少，其成本和售價自然相應提高，從而產生『有品味』的錯覺。

「若將品味定義為小眾、正面和昂貴，除了健康飲食，環保也算一種品味。保育人士推廣可再生能源、節能電器、有機耕種、可持續漁業、plant-based meat，還有各種標榜公平貿易和動物權益的產物，以取代傳統消費習慣，但代價是需要用家付出更多金錢。然而，在商言商，慣性地採用化石燃料、集約式（intensive agriculture）農畜產品、將廢物棄置不作回收等，都是控制經營成本的必然手法，無他，注重環保、健康和生態可持續性的生活方式，至今仍非社會主流。」

「言下之意，若想打破惡性循環和垃圾食物的壟斷，除了消費者，經營者也要有一定的覺悟和犧牲，例如採購來價較高但有可能滯銷的健康食材？」

「老周，你大可考慮改改 menu，A 餐無糖脫脂奶煮麥皮，B 餐田園沙律配 vinaigrette（醋油醬），C 餐全麥多士配有機果醬，D 餐焓農場雞蛋配無基改（non-GMO）[13]豆漿，全部盛惠三十八蚊

13 我們日常食用不少也是基因改造食物，包括部分大豆、粟米、穀物、番茄、馬鈴薯、甘蔗等，在某些先進國家，基改食物的市場佔有率甚至高於非基改食物。在基因改造過程中，科學家把其他物種的基因編碼植入農作物的 DNA 裡，令它們擁有抗蟲、抗菌、防霉、禦寒、快速生長之類的「特異功能」(對，就像把蜘蛛基因植入人類將其變成蜘蛛俠那樣)。簡單來說，基改食物是以人工演化造就農耕效率和農產品質素的捷徑，但大家對此亦有所顧慮——信使 RNA 疫苗已引起部分人的恐慌，更何況是直接改造 DNA 的 GMO 食物？

包熱飲，並採用 WFTO（世界公平貿易組織）認證的埃塞俄比亞咖啡豆。」

「嘩，乜咁大整蠱？」

「何整蠱之有？大眾的消費取向決定了商品的供應，從而影響其成本和定價，以健康有機飲食作招徠的經營路線或許曲高和寡，但假以時日，只要社會的認知和消費態度出現轉變，關注健康、保育環境、維護動物權益等現今被標籤為『有品味』的非主流價值，便會統統『貶值』成庸俗、市井和大家認受的生活方式，到時老周的茶餐廳肯定大收旺場了。子曰（亦有說是華盛頓所言），好的開始是成功的一半，為了秉承好的開始，今餐就計我三十八蚊吧。」

Chapter 4

盲腸炎與智人

飲食生態的改變，雖非引發大腦演化的原因，卻是促成演化過程的必要條件。

患者：	某化名「溫醫生」的麥姓作者
年齡：	三十五歲（當年）
診斷：	盲腸炎（appendicitis，正名是闌尾炎）
病徵：	腹痛，初時影響中腹（periumbilical region）與上腹（epigastrium），繼而轉移到右下腹（right iliac fossa），痛楚亦由陣發性漸變為持續性，其他常見症狀包括嘔吐、腹瀉、發燒，最嚴重或延醫的個案更會惡化成腹膜炎（peritonitis）和敗血症（septicemia）
直致病因：	闌尾（appendix）管腔遭異物或淋巴堵塞後併發的細菌感染
究極原因：	因人類腦部演化而在消化道遺下的弱點

「先生你好，我叫 Jean，是負責為閣下做手術的實習醫生……咦，溫醫生，怎會是你？」

「醫生也是人，只要是人便會病，再者，縱使身為醫生，也總不能為自己動手術，所以今次拜託你了。」

「經過初步評估，你可能患了盲腸炎。」

「我當然知道，不過一開始時肚子只是攪住攪住痛，我還以為普通腸胃炎而已，但數小時後到痛楚停留在右下腹，便知著了道兒。」

「那是盲腸炎典型（classical）的沃科氏現象（Volkovich-Kocher sign），第一階段當闌尾管腔出現阻塞，抽搐及拉扯觸發的痛楚會經內臟神經（splanchnic nerves）傳達到下胸椎的神經根，然後放射到腹部中央及上方位置，所以症狀跟腸胃炎十分相似。第二階段當闌尾出現細菌感染和發炎，痛楚便會持續及集中在闌尾所在的右下腹位置。

「溫醫生，請拉起衣服讓我檢查腹部。」

「好的。」

「麻煩不要震動那六塊腹肌，它們令我很難集中精神。」

「Sorry，這樣 OK 嗎？」

「好多了，唔該晒。」

「咦，你在起勢地按甚麼？」

「溫醫生，我正在起勢地按你的麥氏點（McBurney's point，肚臍與右髂前上棘之間的直線上外側三分一的位置，大概對應闌尾的根部），按壓時引發的痛楚、和按壓後突然縮手時引發的痛楚（rebound tenderness，又名 Blumberg's sign），均為盲腸炎典型的臨床體徵。」

「哎呀，哎呀，兩下都有痛……咦，你又在起勢地按甚麼？」

「我正在按你左下腹，將結腸內腔的空氣倒推進右方的大腸，如果會引發右下腹痛楚（又名 Rovsing's sign），便是盲腸炎典型的臨床體徵。」

「哎呀，痛……咦，你為何又起勢地移動我右腿？」

「我首先會屈曲你的髖關節然後向內扭動大腿（Cope's sign），接著我會向後伸展你的髖關節（psoas sign，又名 Obraztsova's sign），第三個動作是按壓著腹痛的部位然後將整條右腿提起（straight leg raising sign，又名 Baldwin's sign），假如痛楚加劇的話，都是盲腸炎典型的臨床體徵。」

「哎呀，哎呀，哎呀……」

「還有最後一招，請脫掉褲子。」

「你……你想怎樣？」

「我會揸實你睪丸對上的精索（spermatic cord）然後用力向下扯，如果那會帶出右下腹痛楚（ten Horn's sign），也是盲腸炎典型的臨床體徵。」

「你典夠了沒有？世上何來那麼多典型？」

「溫醫生，有McBurney、Blumberg、Rovsing、Cope、Obraztsova、Baldwin、Kocher、Volkovich、ten Horn等大師加持，便能確診盲腸炎。」

「此言差矣，只有約五至六成盲腸炎患者會表現出典型的臨床症狀和體徵，換句話說，假如你依賴它們來診斷盲腸炎，便會走漏達四至五成的個案。再者，即使不是患有盲腸炎，也有可能表現出典型的盲腸炎症狀和體徵。」

「這個我知道，所以診斷盲腸炎前，我們也要考慮其他臨床上近似的可能性（mimicries），譬如腸胃炎、腎炎或腎石、腸繫膜淋巴腺炎（mesenteric adenitis）、憩室炎（diverticulitis）及卵巢或盆腔問題等鑑別診斷（differential diagnosis）。」

「要確診盲腸炎，最方便直接是進行電腦掃描（computed tomography），當然，昔日電腦掃描仍未普及時，我們還得靠臨床診斷，至於診斷正不正確，便要到切開肚皮做手術時才能知曉（按：假陽性的誤診率可高達三成）。」

「我聽叔父輩們講過一段黑歷史，假若開肚後目測闌尾原來正常，便會暗地裡使出『上帝之手（指）』搓幾搓令其發炎才切掉，那樣便能『減低』誤診率。」

「Jean，歷史課到此為止可以吧，我感覺闌尾快要壞死（gangrenous appendicitis），再不進行手術便會穿孔（perforation）兼腹膜炎了。」

「遵命，我立即幫你安排闌尾切除手術（appendectomy）。」

1,350 cc

地球上每種猛獸都有足以「獨步武林」的看家本領：獅虎的利齒、獵豹的速度、犀牛的堅甲、大象的巨拔、灰熊的怪力⋯⋯

人類呢？我們有甚麼殺著？

一樣也沒有！對猛獸來說，人類只是一群毫無威脅、只懂東躲西避的小滑頭，但牠們怎也想不到，自己最終竟會莫名其妙地被這些小滑頭滅絕（更成為受他們「保護」的動物），死不瞑目。

戰勝惡爪利齒的，是小滑頭們一團不甚起眼、體積1,350 cc（cubic centimeters，立方厘米）名叫腦袋的器官，人類就是憑這1,350 cc成為地球的霸主。為了紀念這戰果，人類在編寫生物名冊時把自己封為「智人」。

人類的智慧源自我們的腦袋，那麼，是否腦袋愈大智商便愈高？

地球上腦袋最大的生物是抹香鯨，成年抹香鯨腦袋重達10公斤，是人類七倍，但牠們的智商並沒有人類的七倍（巨鯨無比敵玩弄捕鯨者於股掌之間只是小說的情節）。

在生物界，腦部只為動物擁有，其基本職責是掌管身體各種機能及幫助動物作出適當的反應，因此，腦袋只需要處理一些本能性的生理反射、接收五官感應到的訊息和控制好運動神經便算交足了貨，假如有多了出來的神經細胞，腦袋才會考慮提供內需以外的非基本服務，即是所謂的智慧。換言之，人類倚重的智慧，其實是腦部的過剩或富餘產能（surplus capacity），然而，人類的剩能卻比基本內需來得更大手筆。

科學家曾量度各個物種的腦袋及體重，得出一條計算「大腦剩能」的公式，叫腦化指數（encephalization quotient，簡稱 EQ；按：但此 EQ 不同「情緒智商」的彼 EQ，前者是與生俱來，跟「奶粉添加 DHA」或「親子培訓班」無關）。肢體愈發達的物種，便需要愈多神經細胞來維持基本的身體機能，剩下可用作發展智慧的空間便愈少——市井雋語「四肢發達，頭腦簡單」，其實是極具科學性的。

要計算一個物種的 EQ，我們可從牠／他實質的腦袋重量，減去根據體重推斷出來的應有腦袋重量，再跟其他物種的數值作比較，這樣便可得出答案。物種的 EQ 數值愈大，牠／他腦袋便有愈多額外空間（即是富餘），智慧也會愈高，舉例說，如果以家貓作 benchmark，將牠的 EQ 定為 1.0，老鼠的便是 0.4 至 0.5，狗則是 1.2，公認聰明的物種也會一如所料有較高 EQ：象 1.9、猩猩 2.5、海豚 5.3，而 EQ 最極端當然是人類，我們的數值竟接近 8 ！

在腦部進化過程中，演變得最厲害莫過於人類的大腦皮質，單是這部位的比例便膨脹了近二百倍（按：相對原始的哺乳類），令人類腦部的體積在短短數百萬年間暴升至1,350 cc。

駕馭善惡的車伕

人之初，「性本善」還是「性本惡」？從春秋戰國諸子百家，到香港中學聯校辯論，人性孰善孰惡的爭議從未停過下來，且讓筆者加入辯論的行列，以腦神經學角度分析這千年辯題。

人類大腦大致可分為三層：底核（paleostriatum）、古皮質（allocortex）及新皮質（neocortex），這三層架構同時代表了大腦的三個演化階段。

當中最古老是底核，位處於腦部最深層地帶，靠血清素及多巴胺等原始化學介質運作。環觀地球上各個物種，我們會發現生物複雜性相對低的如蛇、蜥蜴、鱷魚等爬蟲類，大腦除了底核外便幾乎一無所有，這樣的腦部只能發出一些基本的指令：獵食、霸佔地盤、交配，除了此等求生本能外，爬蟲類的生命就像牠們腦袋一樣，空空如也，更遑論有情感或良知存在。你可能會問，冷血動物的腦袋跟我們何干？其實，不論爬蟲類非爬蟲類甚至人類，底核仍是腦部的核心，它跟它附帶的指令——獵食、霸佔地盤、交配——從來也是埋藏在我們大腦深處，是潛意識裡自古不可分割的一部分

（故我認同「人之初，性本惡」）。

包圍著底核並將其蓋過的，是腦部第二期的演化：古皮質。古皮質大致涵蓋邊緣系統（limbic system），這結構只為鳥類及哺乳類動物擁有。眾所周知，鳥類和哺乳類的特性是會照顧幼小（爬蟲類卻會吞噬幼小），及懂得從經驗中學習，這些都是邊緣系統的功勞。邊緣系統其中一個重要迴路是掌管賞罰功能，我們做對了事會快樂，做錯了事會悲傷和後悔，都是源自這個迴路，而且邊緣系統結構上連繫著腦下垂體，所以快樂或悲傷這些感受都會導致整體的荷爾蒙轉變。邊緣系統另一個組件叫海馬體，海馬體專職記憶的存取，包括過往經歷的喜怒哀樂、悲歡離合，這些情感會透過海馬體——烙印在腦海裡。有了邊緣系統，鳥類及哺乳類終於可以跳出冷血動物「為求生存，不擇手段」的框框，明白甚麼是情和回憶，及懂得珍惜一切情和回憶。

假如底核代表了本能至惡的一面，邊緣系統便是本性善良的一面。

大腦最外圍一層叫新皮質，屬哺乳類動物的結構，在靈長類尤其人類中特別發達，我們的認知功能包括思維、邏輯和創作等，都是源自大腦這個部位，因此，新皮質可說是人類行為的總指揮。新皮質很多功能都是在人類意識控制範圍之內，我們會稱之為「理智」。

已故外星學家卡爾薩根（Carl Sagan）把人類腦部比喻為一輛雙馬戰車，底核及邊緣系統是先頭的雙馬，一善一惡，在後面駕馭著牠們的是大腦新皮質，要縱容戰車走向本能醜惡的一面，還是守護本性善良的底線，便要視乎馭車者——即是閣下——如何操控戰車了。

繼續討論大腦之前，我們先溫習一下人類演化的簡史。

約六百多萬年前，我們祖先從原本的猿類基群中分離出來，經過二百多萬年及隨著南方古猿的出現，人亞族（尤其牠們的腦部）演化終於發生了第一個突破。跟猩猩等猿類相比，除了開始以雙足行走，南方古猿明顯有較大的腦袋，人類最近親的黑猩猩腦部體積約為390 cc，而阿法古猿則是450 cc，較前者增加了15%。在之後三百萬年南方古猿的全盛期，非洲曾存在過不下十個古猿分支（包括旁系的*Kenyanthropus*（肯亞平臉人）和*Paranthropus*（傍人）），但牠們的腦部體積都大同小異。

到距今二百五十萬年左右，古猿再一次演化，衍生出腦部更發達的人屬生物，考古學家將其命名「巧人」（*Homo habilis*，被認定為homo代表已踏進人類的門檻）、「匠人」（*Homo ergaster*）等，他們的腦部體積也增至600 cc，隨之而來是更多石器的使用，這亦標誌著人類文明的序章。

之後出場是直立人，最早期即約二百萬年前的直立人已有800 cc的腦袋，在接著的一百五十萬年裡，他們的腦部體積更逐漸進化至1,000 cc，大家熟識的北京人（*Homo erectus pekinensis*）便屬較後期的直立人品種。古猿、巧人、匠人等只是局限於非洲，但直立人是首支把棲地擴展到歐亞大陸甚至東南亞島嶼的人亞族生物，他們慣以火處理食物，脗合了上古的燧人傳說。

距今五十多六十萬年前，人類演化終於進入智人的階段，但跟其他古人類一樣，智人也非單一的物種，大家或會聽聞過前人（*Homo antecessor*）、海德堡人（*Homo heidelbergensis*）、長者智人（*Homo sapiens idaltu*）、馬壩人等早期智人（archaic humans），他們雖被歸類為智人，但其外觀及體格始終有別於現存的人類，即所謂現代智人（*Homo sapiens sapiens*，約十六至二十萬年前於非洲出現，他們身體結構基本上已等同現時的人類，故又名anatomically modern humans）。直到數萬年前，與現代智人並存還有最少兩個智人的分支，包括盤踞歐洲和西亞的尼安德塔人（Neanderthals，學名*Homo sapiens neanderthalensis*）和散落在中亞、東亞以至馬來群島的丹尼索瓦人（Denisovans）。所有智人的亞種都有超越直立人的腦袋，達1,200至1,400 cc，尼安德塔人的腦部更接近1,500 cc。

演化之初的現代智人雖具人類的型態，但考古發現他們生活方式仍十分原始，幾乎無異於早期智人甚至直立人。然而，在四至五萬年前（相等於舊石器時代晚期，Upper Paleolithic Period），現代智人好像一下子脫胎換骨似的，除了原先的身體結構（或硬件），行為上（等同軟件）也突然表現出很多文明的特質（behavioural modernization），那顯然源自大腦功能的進一步演化，自此，現代智人便從其他人屬生物（甚至所有生物）中區分了出來。之後，憑著upgrade了的大腦功能，他們迅速擴散全球，並取代地表上所有人亞族或原始人類，成為目前僅存的人屬生物（按：雖說「僅存」，數量卻以十億計）。

吃出個大腦

自人亞族從猿類分家，輾轉過渡了數百萬年間多個演化階段，其腦部已比起初膨脹了三倍半至1,350 cc，之後再經歷舊石器時代晚期的大腦覺醒，智人可說是形與神俱演化完備（當然，我們不排除人類會繼續進化，這容後再表）。期間，我們祖先還見證了另外兩項重大的生理改動：一、轉以直立行走（詳見〈Chapter 2 腰背痛與直立人〉）及開發出上肢的精細肌動技能（fine motor skills）；二、飲食生態連帶消化系統的轉變。然而，腦部、手部與消化功能都是息息相關的（手腦的演化詳見下章〈Chapter 5 腕管綜合症與夏娃〉）。

比較南方古猿與史前智人的日常餐單，不論食物種類或處理食物的方法也有顯著分別。相對主要素食性的古猿，智人所吃的很大比重都是肉類，而且習慣以火將食物烤過才吃，這兩點徹底影響了智人的營養攝取，繼而是身體包括腦部的運作——飲食生態的改變，雖非引發大腦演化的原因，卻是促成演化過程的必要條件。以重量計，動物性食物比野生植物含有更多腦部所需的熱量和營養元素如蛋白質、脂肪酸等，也較易為消化道吸收，尤其用熱力煮過以後。

南方古猿與稱為傍人的古猿亞種都有強勁的下顎、咀嚼肌和磨平了的臼齒，那顯然為了應付堅韌的植物根莖而設。相對中後期的人屬成員如直立人和智人，他們的咀嚼器官可說極其差勁，那反映他們已逐漸放棄過往的粗食，轉而選擇較易咀嚼的肉食。另一有趣現象是，隨著古人類下顎骨和牙齒變弱，他們的腦部和身高反而不斷強化，比方說，男性阿法古猿平均高1.5米，女性則是1.1米；

直立人高度分別為男性1.75米和女性1.55至1.6米（與早期智人相若）。古人類的腦部體積更是拾級而上，從阿法古猿的450 cc，到巧人600 cc，直立人（平均僅低於）1,000 cc，早期智人1,200 cc，今天，腦部1,350 cc的現代智人堪稱大頭小臉，與小頭大臉的古猿剛好倒轉，造成這反差，大概是由於肉食提供了腦部與身體演化所需（但植物不能滿足）的養分要求。

從古人類營地出土帶有切痕的獸骨量估算，我們祖先約在二百六十萬年前開始吃多了肉，之後，到一百七十萬年前，古人類的食肉量進一步增加，再過多二十萬年即距今一百五十萬年前，肉類已成為他們的主要食糧。在南方古猿出道之初，我們可以假定其飲食習慣應與猿類大同小異，多以野果、樹葉等為食，但當古猿將覓食範圍擴展到稀樹草原，牠們便有機會採集更多地上及地下的資源，好像草、草的種子、根莖類植物、堅果，甚至昆蟲、蝸牛、蚯蚓等。偶爾發現獵獸吃剩的動物殘骸時，牠們也會撿走肉屑、獸骨、頭顱等，然後用石器打開來吃掉骨髓和腦部，這種拾荒式的passive scavenging，就是古人類初嘗及邁向食肉習性的第一步。之後到古猿陣容開始鼎盛，牠們便能靠猿多勢眾掠奪其他動物的獵獲（confrontational scavenging），甚至直接獵殺草原上的有蹄動物，在距今一百五十萬年前，直立人已成為恆常的獵食者。此外，靠近河流湖泊的遺址也會有吃剩的魚類、貝類、龜、鱷等水族的骸骨，到智人發明了較先進的弓箭和捕獸陷阱，他們便轉而獵取更多小型動物（及減少對大型有蹄類的依賴），這亦有助他們將棲地擴展到草原以外。

然而，從素食性動物轉型成肉食性動物，當中過程其實殊不簡單，因為兩者需要截然不同的消化系統。

哺乳動物的消化道結構可分為四大類型：

一、食肉動物（faunivores），例子是貓科，牠們有較大的胃部，胃液酸性也較強，以上安排是為著消化肉食，但大腸包括盲腸（caecum）便相對短小；

二、反芻類草食動物（foregut fermenting folivores），例如牛、羊、鹿，牠們有複雜的胃部結構和多個胃室，作用是貯存益菌來分解吃下的植物纖維；

三、盲腸型草食動物（midgut fermenting folivores），包括驢、馬、兔子等，牠們也要借助益菌分解植物纖維，不過過程是將植物纖維移師至發達的盲腸或大腸系統；

四、果食動物（frugivores，食物包括果實、種子、根莖等），例如黑猩猩、猴子，牠們消化道結構介乎食肉動物和盲腸型草食動物之間，胃部不及前者（果實較肉類容易消化），大腸亦及不上後者（果實的纖維質也遠低於草）。

至於人類，我們本是果食動物，其後轉為吃肉，演化過程中消化道整體地萎縮了近半（原因後文詳說），胃部和大腸所佔比例甚至比祖先的猿類更細小[1]，尤其胃部，吃起肉來著實有點勉強（食肉動物一般有強勁的胃部）。

1 黑猩猩胃部、小腸和大腸的比例分別是 20%、23% 與 57%，人類則為 17%、67% 與 17%，換言之，我們小腸很大、大腸很小、胃部更小。

古人類一方面需要肉食的營養來補完大腦演化，另一方面卻欠缺適合消化肉類的器官——要破解這困局，相信諸君已思得一計，但且先休言，及暗自寫於手內，看相同與否。好了，現就請各出掌中之字，不消說，肯定全是個「火」字。

一字記之日：火

人屬物種特別之處，是能夠利用科技彌補身體結構上的不足，甚至能夠影響本身的演化，最早出現的科技有石器和火。

從古猿過渡到直立人然後智人，我們祖先的身體與頭腦沒錯是強化了，但牙齒和下顎骨等咀嚼器官卻後勁不繼，胃部演化也追不上身體對吃肉的需求。人類期間發明了石器，此舉或多或少彌補了他們消化功能上的不濟，用石器打散植物根莖、磨碎野穀或切割肉食，大大減輕了胃部與咀嚼器官的負擔。古人類依賴石器的程度更可說是沒有了便不能生存，因為單靠自身的消化能力，根本不足以應付堅韌粗糙的野生植物或肉類。

火的應用也顯著改善了古人類的營養，及有利腦部進一步演化。火的作用是將食物中本來難以取用的養分釋放出來，譬如根莖或野穀的澱粉質加熱後會變得適宜進食（即是生米與熟飯的分別），燒熟的肉類會更香和更易入口，熱力也有助分解蛋白質的結構[2]，令

2 蛋白質的基本單位是胺基酸（amino acid，構成生物蛋白質的共有二十二種），肽（peptide）是由數個胺基酸組合而成，然後再連結為多肽（polypeptide），呈鏈狀，數組至多組的多肽鏈會以特定的折疊方式和角度合體成蛋白質分子，把多肽鏈牢牢卡在一起的是肽鍵（peptide bond）。吃下蛋白質後，我們必先將其分解才可為人體取用，在消化過程中，腸胃會分泌出酵素和胃酸，其作用是把蛋白質的肽鍵瓦解，再逐層擊潰，先是多肽鏈，然後多肽，繼而肽，最終解體成腸臟能夠吸收的胺基酸。將蛋白質加熱也能預先破壞肽鍵，以彌補人類上消化道酵素及酸性不足的弱點。

腸胃易於吸收，此外，把肉食烤過亦有助殺死內裡的細菌和寄生蟲。根據考古紀錄，百多萬年前的洞穴遺址已留有火種痕跡和燒過的獸骨，到大概四十萬年前，更出現了類似爐灶的建築結構，證明我們祖先已恆常煮食和具備駕馭火的本領。

人類消化道的構造本來不宜吃肉，全靠用火煮食的習性，我們才能取得肉類豐富的熱量和蛋白質。西方國家近年興起生食主義（raw foodism），信奉者除了蔬果、奶類、穀物等不會煮熟外，肉食、魚類和雞蛋也生吃如儀，是名副其實「不吃人間煙火」。然而，估計三成生食主義者會有營養不良的問題，五成婦女更因而出現閉經現象。

由此可見，火的運用和煮食雖非人類的內置功能，卻在演化過程中成為我們外掛而且不可分割的生物特性（biological trait；石器與後來各種人造器具亦然）。

腸與腦的等價交換

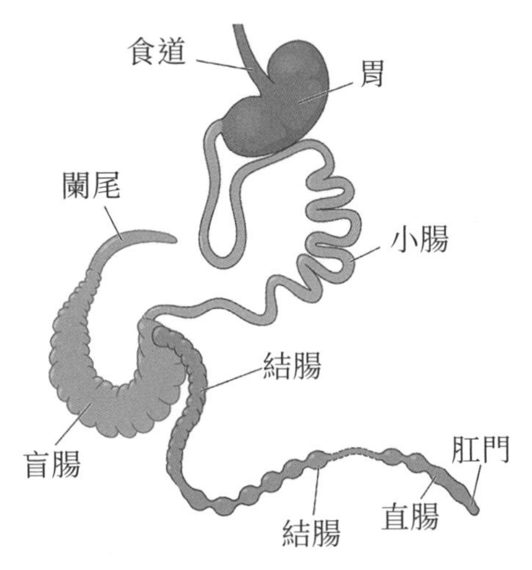

圖 4.1 兔子的消化系統

相比起人類大腸（見圖 4.2），素食性動物一般有發達的盲腸，作用是貯存益菌來分解吃下的植物纖維。

一如大部分素食性動物（圖 4.1），猿類都有頗為發達的盲腸，但牠們的人類後代只殘留著一小截稱為闌尾的組織，生物學家推斷，盲腸在人類演化過程中逐步萎縮，經歷數百萬年後，結果成為了今天的樣子。

闌尾外形有點像仍未吹脹的長條氣球（猿類盲腸則近似已經吹脹的長條氣球），平均長度約為 8 至 10 厘米，管腔橫切面平均直徑 0.8 厘米，但闌尾的長短和闊窄會因人而異（按：長度多在 2 至 16

厘米之間，直徑在 0.4 至 1.3 厘米之間）。盲腸炎通常是由於闌尾管腔遭異物堵塞，這些異物可以是硬化了的糞便（fecalith）或闌尾入口處的淋巴組織發炎，令內裡的黏液難以清除和不斷積聚，繼而受到感染，最終導致化膿、缺血壞死等併發症。

由於人類闌尾有收窄了的管腔，以致容易遭到阻塞，那既是致病風險，亦為正常生理結構，故此，全人類嚴格來說也是盲腸炎的高危一族。

我們祖先的盲腸退化成闌尾，是因為飲食生態由多菜少肉漸變成多肉少菜，所以再不需要盲腸和益菌來消化植物纖維。然而，盲腸以外，人類的消化道其實整體也變小了，我們腸胃的重量（清空後）約為 1.10 公斤，生物學家估計人類原祖的腸胃本來約有 1.88 公斤（詳見下文），換句話說，人類的消化道在演化過程中萎縮了近半，而且不僅限於盲腸。

要解釋這現象，人類學家愛洛（Leslie Aiello）提出了「昂貴器官論」（expensive tissue hypothesis；這題目不涉及器官買賣，請放心）。

上章講過基礎代謝率，那是維持身體基本運作的功率。基礎代謝率是一個頗為固定的參數，而且跟體形成正比，體形愈大，基礎代謝的功耗便愈高，比方說，牛和兔，前者的功耗自然遠高於後者。要估計哺乳類的基礎代謝率，我們可利用「克萊伯定律」（Kleiber's equation）：基礎代謝率 = 3.39 × 體重 $^{0.75}$。

以上公式得出的是功耗的上限，這數值就像身體的財政預算

（按：用廣東話表達是「個餅就得咁大」），由各主要器官及系統瓜分。以一個 65 公斤的人類男性為例，腦部和肝臟運作分別佔了預算的 16.1% 和 18.9%，其次是腸胃的 14.8%、心臟 10.7%、腎臟 7.7%，以上的「昂貴」器官加起來只有 4.4 公斤，即體重的 6.8%，卻佔用了總預算的 68.1%，相對肌肉[3]、肺部和皮膚（共重 32.6 公斤）僅佔的 21.0%，前數者可謂極之霸道。

人類跟猿類的身體結構與五臟六腑雖有分別，但若以每公斤計算，兩者整體的基礎代謝率其實大致相若，即是有同等的預算。大家如沒忘記，智人腦袋在演化過程中比原先膨脹了三倍多，這意味腦部的花費亦會增加最少三倍——預算只得那麼多（人體的基礎代謝率是個固定值），我們應如何應付腦部的嚴重超支？ 答案很簡單，便是 cut 其他部門的 budget。

智人腦部重量約為 1.30 公斤，運作的功率係數是每公斤 11.2 瓦特（watt），即總共 14.56 瓦特。以 65 公斤的體重比例估計，智人的猿類祖先腦部只有 0.45 公斤和 5.04 瓦特的功耗，所以大腦因演化而累計的赤字（兩者差額）便等於 9.52 瓦特，要達至收支平衡，人體唯有削減其他器官的營運經費來補貼腦袋。

好了，且先看看各部門期間的財政狀況。首先是心臟科，猿人心臟估計重 0.32 公斤，以每公斤 32.3 瓦特的功率係數計算，營

3 上章引用過「年青獵者論」，其大意是人到中年，為了應付意料中的食物短缺，當事人會自動流失肌肉來節省熱能消耗。上述那個 65 公斤漢子，他肌肉重量大概是 41.5 公斤，功耗約佔基礎代謝率的 14.9%。中年獵者退休後會卸掉一成半肌肉，那樣便能省下 2.2% 的開支，就等於在資源緊絀下設法打斧頭，以搾出一小筆私己作備用。

運起來便要10.34瓦特；智人的心臟只有0.30公斤，所以功耗會降至9.69瓦特，結果可節省 0.65瓦特。至於泌尿科，猿人腎臟重0.24公斤而智人則是0.30公斤，其係數為每公斤23.3瓦特，得出功耗分別是5.55瓦特與6.99瓦特（反而用多了1.44瓦特）。跟著是肝科，猿人與智人肝臟各重1.56公斤與1.40公斤，功率係數每公斤12.2瓦特，兩者功耗分別為19.06瓦特和17.08瓦特，只可省下1.99瓦特——要解決財赤，似乎仍遙遙無期。

最後到重整腸胃科，估計猿人的消化道原本重達1.88公斤，功率係數是每公斤 12.2瓦特，功耗22.94瓦特。到演化成智人，我們重整後的消化道只剩下1.10公斤及13.42瓦特的功耗，比猿人時減少了9.52瓦特——沒錯，就是先前踏破鐵鞋無覓處的9.52瓦特！腸胃被大刀闊斧裁汰後，騰出的9.52瓦特，正好用來填補大腦也是9.52瓦特的等價超支。

「人不作出犧牲便會一無所獲，若想得到某樣東西，就必須付出同等的代價，這就是『等價交換』的基本原則。」

愛德華・艾力克

心臟、腎臟和肝臟是主要的維生系統，不能輕易替代，所以天擇便向消化道埋手，以等價交換的法則作出調整，將裁減冗贅後回收的剩能，全數注資鍊成腦部。然而，就如一貫劇情，所謂等價交換並不是事情的全部，也不會就此了結，智人腦部發達的長遠代價，是腸胃和飲食生態永久的改變，自此，人類便要依賴易於消化、易於吸收的高質食物，以及奉行煮食的習性。

至於盲腸炎，那算是腦部演化的後遺症，消化道其中一個被大幅削減的部門是盲腸，隨著古人類放棄以大量野生植物為食，盲腸的功能已變得可有可無，結果逐漸萎縮成闌尾。寬闊的盲腸本無阻塞的風險，但演變成纖窄的闌尾後，盲腸炎這個「新型」（novel）疾病便在人類中流行起來了。

盲腸炎是十分常見的外科急症，終生罹患率（lifetime prevalence）約為 6% 至 7%，即是說約每十五人便有一個曾經或將會得上盲腸炎。盲腸炎需要手術治療，昔日醫學仍未昌明，盲腸炎是足以致命的疾病，譬如故事中那位溫醫生，換了在古代，他大抵已一命嗚呼、英年早逝了。再者，患盲腸炎多為年輕人[4]，大家可以想像，在二十世紀前，每十多二十個青年中，便會有一個因盲腸炎溘然而逝，結束他們短暫的人生。一個每每奪走年輕生命的人體弱點，何解沒在演化過程中被天擇篩除？

隨著人類消化道的策略性下調，盲腸以至後來的闌尾已經變得愈來愈小，假使依循這演化路線，闌尾理應早已完全消失（及令盲腸炎這病症同時消失）而非像現在般拖泥帶水。考古學家曾解剖及量度古埃及木乃伊的闌尾，他們發現其長度跟現代人的基本上沒有分別，故推斷人類在過去數千年裡（這是最保守估計，可能比數千年更久遠）已停止演化出更小的闌尾。

4　那可能由於年輕人腸臟的淋巴較為活躍，故容易發炎和對闌尾造成阻塞。

每個人闌尾的長短闊窄都有少許差別，大腸內壁滿佈淋巴組織，就算在正常情況下，它們也會不時發炎，長得狹窄的闌尾會較易遭到阻塞，增加罹患盲腸炎（及死亡）的機率。因此，比起闌尾狹窄的人，闌尾寬闊的人是較難死亡及較具生存優勢。換句話說，在未有現代醫療科技之前，天擇會傾向淘汰闌尾「過窄」的人（即是走得太前那些，包括溫醫生），及存活闌尾較寬的人（即是適者）。

當闌尾逐漸收窄，患盲腸炎的風險亦會遞增，致令當事人生存及繁衍的機會遞減，由於這負面天擇效應，闌尾的進一步下調便被叫停，結果，現今人類都保留著一定長度及闊度的闌尾（和罹患盲腸炎的風險了；按：但外科手術能抵銷闌尾過窄的負面天擇效應，長遠而言或會改寫闌尾的演化方向）。

闌尾正名行動

「我跳！我跳！我跳跳跳！」

「仔，食飽不要亂跳，因住有粒飯跌入橫丫腸，搞到橫丫腸發炎。」

「甚麼橫丫腸？」

「橫丫腸即是盲腸，小時我媽媽也千叮萬囑飯後要坐定定，不然會得上盲腸炎。」

「你錯了，學校的老師說『橫丫腸』之類的方言不是法定詞彙，『盲腸炎』科學上也欠正確，要用『闌尾』和『闌尾炎』才對，跟我唸一遍，『闌尾』、『闌尾炎』。」

「你老師很厲害，除了國家大事，連這些日常瑣事都會教。」

「當然，老師說闌尾炎是科學問題，需要聽取專業、科學的意見，不容說三道四。盲腸是大腸中位處一隅的部分，而闌尾則為盲腸延伸出來一小截『掘頭』的腸臟（圖 4.2）。」

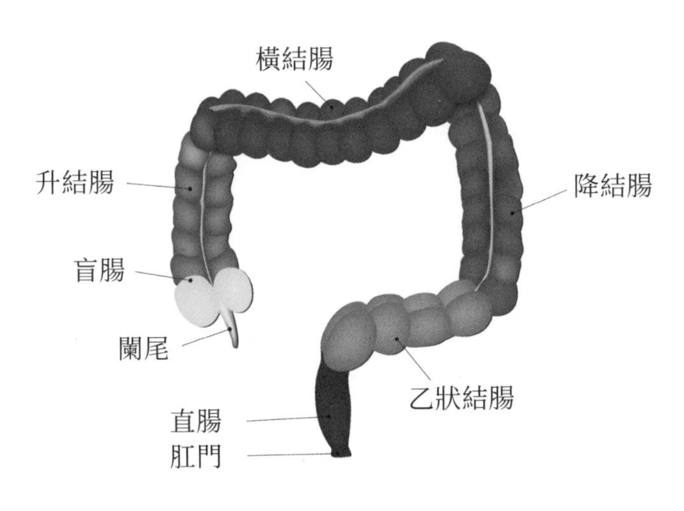

圖 4.2 人類大腸結構

「口語化即是橫丫啦。」

「引致闌尾炎並非你所說的飯粒，而是硬化了的糞便或大腸淋巴組織發炎，假如這些病理堵住闌尾的根部，便會腫脹、缺血，甚至壞死潰爛，併發足以致命的炎症和感染。」

「所以闌尾炎非闌尾本身的錯，而是由於大腸有病或有糞便從大腸掉落闌尾，才令其發炎。」

「老師又說盲腸和闌尾是物種演化遺下的歷史問題，在不少肉食動物中已遭全然淘汰，而且功能上闌尾似乎沒甚麼作用，除了引發闌尾炎危害人體，這器官實在一無是處，毀掉也不可惜。」

「仔，環觀地球上各個物種，很多素食性動物仍擁有發達的盲腸或闌尾，其功能是貯存益菌以作消化植物纖維之用。人類屬雜食性動物，只保留有一小段闌尾，雖不足以具備消化功能，但仍可成為益菌的『避風港』。比方說，腸胃炎或食物中毒後當腸道充斥大量惡菌病毒，這時，人體便要靠闌尾輸出益菌來回復消化道的健康了。」

註：以上仍屬理論，但研究發現曾切除闌尾人士，會有較高風險患上梭狀芽孢菌（*Clostridium difficile*）之類引致的惡菌性腸炎。

人體最巨大的腫瘤

要診斷腫瘤，我們可借助正電子掃描（positron emission tomography，簡稱 PET scan），掃描的原理是將帶有氟化脫氧葡萄糖（fluorodeoxyglucose 或 FDG）的同位素顯影劑注入血管，由於癌細胞代謝率及能量消耗均遠高過正常組織，故體內很大比例的葡萄糖（包括注入 FDG）會被癌細胞據為己用，這也令到顯影劑集中在腫瘤之上。要量度 FDG 的收納度，我們可利用名為 SUV（standardized uptake value）的數值，SUV 愈高，代表有關組織耗能愈多，愈大可能是惡性腫瘤。

然而，不管患癌與否，所有正電子掃描底片上也定有一大團超高的 SUV，甚至比癌細胞更惡、更霸道，那「腫瘤」便是我們的腦袋。

現列舉大腦軼事數則：

• 修正體重比例後，人類腦袋體積較其他猿類大最少三倍；

• 比起體形相若的（非靈長）哺乳類動物，人類腦袋體積更是牠們的五倍；

• 以每公斤重量計，腦部運作的功率是人體其他組織加起來平均的八倍（這是其 SUV 超高的原因）；

• 人體每天的總能量支出，大腦便佔了當中 20% 至 25%（按：一般哺乳類的腦袋只會用上 3% 至 5% 的熱能；其他靈長類 8% 至

10%；南方古猿估計 11%；直立人 17%)。

由此可見，大腦是個極其揮霍的器官，但若非如此，人類也不會擁有超強的智慧。

古人類最初顯露的智慧可歸納成幾個層面，首先，他們遺下的石器、石雕等可直接反映物主的創造力和想像力，也是考古學最常用及最明確的證據。其次是互相合作、溝通和語言的能力，那沒錯比較虛無縹緲，在未有文字紀錄之前，我們只能憑觀察到的做推測，這點容後再表。智慧最後一個層面是知識，那多是靠口耳相傳或經驗累積，譬如對氣象和地形的認識、獵物分佈、獵物特性、狩獵技巧等，這些也是難以憑考古紀錄直接驗證。

在過去數百萬年，我們看見人亞族及古人類腦部循序漸進地進化，先是阿法古猿 450 cc 的腦袋，到距今二百萬到五十萬年前直立人的階段，腦部已從 800 cc 遞增至 1,000 cc，接下來在距今五十至二十萬年前，智人的腦袋更進一步發展到超過 1,300 cc。假使比對同期的考古發現，最原始的石器約在二百五十至一百六十萬年前登場，但它們要到距今二十五萬年才開始變得較為多元和具備各種特定功能。直至約五萬年前的舊石器時代晚期，真正稱得上科技的器具終於像雨後春筍般突然湧現，除了各種切割工具，還有弓箭、魚鉤、魚網、縫紉獸皮用的針等，以及同期出現的壁畫、飾物和雕像，這些表面上看似是藝術品，其真正含意實為原始的宗教或禮節，伴隨而來還有殮葬儀式及墓地等的考古證據。以上種種也呈現了古人類的思考、社交與溝通能力，尤其在後段的數萬年，他們就像一下子便開了竅，從先前的渾沌驟然 level up 成為高智慧生物，自此，世界便不再一樣。

全新世滅絕事件（Holocene extinction event）大家應有聽聞，那是近代尤其過去數個世紀因人類行為和人口膨脹而引發的地球生物大滅絕，然而，這種人為事件其實早有前科，而慘遭滅頂更是現代智人以外所有的人亞族成員。時維舊石器時代晚期，在智人大腦覺醒以後，他們配備著嶄新的科技與知識，從非洲的老家向全世界邁進——這類史詩式大遷徙，說穿了，不過是人口置換（demic diffusion）。

當時地球各處還有零星的早期人類，好像印尼的佛羅勒斯人（*Homo floresiensis*）和（呂宋的）呂宋人（*Homo luzonensis*），在現代智人到達東南亞島嶼數千年內，前兩者便全然絕跡（按：其後再也發現不到他們的骸骨、遺址或石器），歐洲的尼安德塔人的情況好一點點，可以再堅持萬多兩萬年才正式消失。經過一輪掃蕩，地球結果只剩下現代智人這唯一的人類分支了[5]，無論如何，能將全世界的人口置換，也是人類呈現優越智慧間接但有力的證據。

超強的腦袋賦予人類超強的智慧，超強的智慧衍生了超強的生存優勢，這是人類演化理所當然的方向。但問題來了，人類智慧的

5 African replacement model：非洲大陸是孕育人類這個物種誕生以至演化的搖籃，考古學家憑出土骸骨和遺物推斷，古人類曾三度把棲地擴展到非洲以外，第一波發生在距今百多萬年前，遷徙者是直立人（詳見〈Chapter 2 腰背痛與直立人〉），第二波則為數十萬年前的早期智人，最後是舊石器時代後期的現代智人。再者，以地球人口的數量與其基因差異計算，現存所有人類的祖系也可追溯至非洲一個遠古群體，當中年屆生育之齡的成員不足一萬。如果將考古證據與基因證據合併解讀，那遠古群體很大可能便是新近完成腦部進化的智人族群，憑著科技與知識，他們毅然向世界進發，在接下來數萬年間，始於非洲然後波及全球的人口置換已竟全功。

好處只見於最近四五萬年，在之前數百萬載，即是南方古猿到直立人到早期智人甚至現代智人起初的階段，牠／他們的腦袋除了每天揮霍數百卡路里，此外便沒甚重大建樹。

天擇就像個短視的功利主義者，只會顧及眼前好處，要推動演化，先決條件是相關轉變可以即時有助個體的生存與繁衍。然而，在三百多萬年間，我們祖先的腦部體積與耗能也暴脹了數倍，從南方古猿每天佔用全身熱能的 11%，到直立人的 17% 以至早期智人 20% 以上，腦部透支的能量雖不斷遞增[6]，但在智慧的呈現上卻遲遲沒交出相稱的成績，可謂未見其利（更是連尾燈也看不到），先見其弊。古人類大而無當的腦袋，像是負資產多於一切，故稱之為「腫瘤」也不足為過。

假使大腦沒有當初的演化，人類便不會得出如今的智慧，但期間需要數百萬年龐大卻沒有即時回報的注資，那是有違天擇的基本原則。因此，天擇仍欠人類一個解釋，何以在缺乏直接好處下腦部也會被演化？天擇仍欠人類一道澄清，何以不惜一切也要強推腦部演化這大白象工程？

先賣個關子，答案容後再表。

6　亦有假說指人類大腦起初是演化來排放熱能。某些古生物曾開發出調節體溫用的器官，譬如異齒龍（*Dimetrodon*）及棘龍（*Spinosaurus*）的背帆或劍龍（*Stegosaurus*）背部的骨板，這些結構增加了與空氣的接觸面，能透過充血為身體降溫，作用近似汽車散熱柵。人體 12% 至 15% 的血流量是注給腦部（古人類可能稍稍低於此數），腦部就如設置在身體頂端的散熱器，有助排放過剩的熱力，原理接近恐龍的背帆或背板，對需要長時間在酷熱下搜集食物及獵物的古人類尤其重要，散熱功能也會隨著腦袋變大而有所提高。

驗一滴血便行？

「溫醫生，趁準備手術之際，我們聊聊天好嗎？」

「為甚麼要聊天？又想整痛我？」

「聊天當然不會整痛你，電影都有教，當面對垂危的人，最緊要不斷和他說話，總之別讓對方睡著，因為睡了便不會再醒。」

「所以就要與我聊天？」

「嘻嘻，不如我問你答，從前有個農場，雞的數目是鴨的四倍，鴨比豬少九隻，鴨加上豬的總和是六十七，請問整個農場加起來有多少隻腳？」

「我只知自己有兩隻腳，但再不做手術它們便會消失。」

「為甚麼？」

「因為鬼是沒有腳的。不如我問你答，人類腦部演化，牽涉甚麼基因改變？」

「很深奧啊，但正如教授所說，只要抽一滴血做個簡單化驗，便能破解這類天地間的謎題。」

「那不用說又是電影的情節吧。要推斷那些基因是跟人類演化有關，科學家可比對我們與其他物種譬如黑猩猩的 DNA，如果某些列序出現了比預期（以標準異變速率計算）更明顯的偏離，便代表它們可能是透過天擇甄拔出來（positively selected），用作推動演化的基因，倘若其相關蛋白亦於神經細胞中具有活躍度，便可假定該基因或許涉及人類腦部的演化。

「再者，某些遺傳或先天性疾病也會造成特定的神經功能缺損，當中出錯的基因大概亦關係到腦部功能或腦部演化。」

「即是說基因研究這範疇，並非只驗一滴血便行那麼簡單。」

「科學家已鎖定數個或與人類腦部演化相關的基因，譬如 *HAR1*（human accelerated region 1，可能在大腦發展中擔當若干角色）、*FOXP2*（forkhead box protein P2，與言語功能及發聲有關）、*ASPM*（assembly factor for spindle microtubules，影響腦部體積）、*HAR2* / *HACNS1*（human accelerated region 2，舊稱 human accelerated conserved non-coding sequence 1，負責人類胎兒期手部的發展）。當然，以上只是謎底的一小部分，要全面破解人類腦部演化的謎團，你仍須努力啊。BTW，不是說好我問你答的嗎？」

附錄：人類演化大事年表

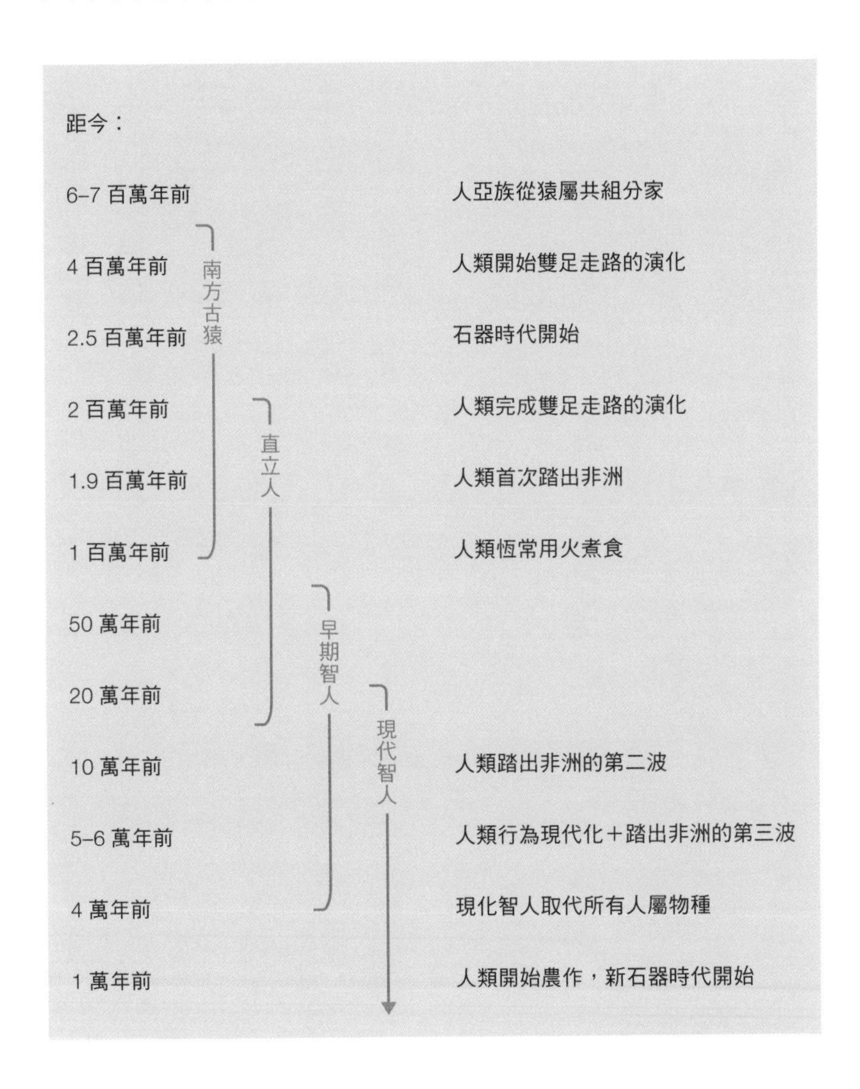
距今：
6–7 百萬年前
人亞族從猿屬共組分家
4 百萬年前
人類開始雙足走路的演化
2.5 百萬年前
石器時代開始
2 百萬年前
人類完成雙足走路的演化
1.9 百萬年前
人類首次踏出非洲
1 百萬年前
人類恆常用火煮食
50 萬年前
20 萬年前
10 萬年前
人類踏出非洲的第二波
5–6 萬年前
人類行為現代化＋踏出非洲的第三波
4 萬年前
現化智人取代所有人屬物種
1 萬年前
人類開始農作，新石器時代開始
南方古猿
直立人
早期智人
現代智人

Chapter 5

腕管綜合症與夏娃

人類雖然有了智慧，但代價是女性分娩時的痛苦與風險，那正正應驗了耶和華對夏娃偷吃禁果的處分。

患者：	陳師奶
年齡：	六十七歲
診斷：	腕管綜合症（carpal tunnel syndrome）
病徵：	手指頭痺痛，症狀或會蔓延至掌心、手腕、前臂以至上臂，嚴重的話手部會開始乏力、靈活性下降，甚至肌肉萎縮
直致病因：	重複性手部活動引起的關節勞損與腱鞘（tendon sheaths）腫脹，以致正中神經（median nerve）在腕管（carpal tunnel）遭到擠壓
究極原因：	亞當、夏娃吃了禁果後輾轉衍生而來的生理變化及後遺症

「醫生，今次死梗！」

「醫生才不會死梗。」

「別講風涼說話，我快要中風了。」

「何以見得？」

「每晚睡到半夜扎醒，一對手就會覺得好痺，人們說手痺是中風先兆，如果真的中風，我寧願兩腳一伸去賣鹹鴨蛋，也不要永久殘障、累人累物。」

「香港人均壽命（女性）已接近九十歲，你休想這麼早便賣鹹鴨蛋。陳師奶的症狀跟中風不太脗合（中風的症狀請見後），反而更接近腕管綜合症。」

「腕管綜合症？聽落好嚴重喎，是中風的一種嗎？」

「非也，腕管綜合症是由於手部神經線被壓住，所以引發局部神經麻痺。」

「會神經麻痺的，即是中風啦。」

「中風影響中樞神經系統（central nervous system），腕管綜合症則是周邊神經（peripheral nervous system）的問題，兩者其實有很大分別。

「先講中風，中樞神經是由腦部與脊髓組成，當中腦部的作用是策劃和操控肢體的活動，此外，大腦皮質亦包括了多個負責不同功能的部位，好像語言、思維與認知能力等，假如這些部位遭到破壞，便會出現相關的功能障礙。

「腦部的血液循環大致可分為左右兩組，每組也有多條支流，分別供應腦袋各個部位。中風是急性腦血管病，缺血性中風（ischemic stroke）代表其中一條支流出現栓塞，腦溢血（cerebral hemorrhage）便是支流出血，兩者也會對腦部造成突發性的局部破壞，癱瘓有關部位主管的神經功能。

中風的四字真言

大部分中風個案也有明顯的表徵，最常見是：

一、突發性左側或右側肢體（臉部、手臂、腿部）虛弱無力及麻痺；

二、突發性說話不清或難以發言；

三、突發性失去單邊視野。

經常被誤解為中風的症狀包括：

一、間歇發作的單邊頭痛（診斷是偏頭痛，那有別於腦溢血或蛛網膜下腔出血（subarachnoid hemorrhage，出血性中風的一種）引發的急性劇烈頭痛）；

二、間歇發作的頭暈、耳鳴（診斷是俗稱「耳水不平衡」的Ménière's disease，腦幹及小腦中風也有可能引起急性暈眩）；

三、睡覺時手指麻痺（診斷為腕管綜合症）；

四、長期頸痛及手臂麻痺或乏力（診斷為頸椎退化）；

五、突發性的虛脫、標冷汗、面青口唇白，然後昏倒（診斷是昏厥，可能與血壓低或心臟病有關）。

英國中風協會以FAST這句口訣教育國民辨認中風的症狀，F-A-S-T即是face（面癱）、arm（提不起手）、speech（語言困難）和 time（刻不容緩，立即「call白車」或到急症室接受治療）。

「腕管綜合症的成因通常是手部過勞，以致腕骨關節與腱鞘發炎（tenosynovitis），令正中神經在手腕受到擠壓。患者多為中年人士或長者，最初症狀是手指頭麻木痺痛，尤其在晚間，很多患者也會被痺醒（nocturnal acroparesthesia），要擠一輪手才平復下來，某些手部擺位也能引發症狀。到情況加劇，部分患者的痺痛會放射至掌心、前臂以至上臂，這時手部會開始變得不靈活，拿東西經常抓不穩，更甚者魚際肌（thenar muscles，拇指對下掌心的肌肉群）會出現萎縮。」

「魚際肌肉群？我知道，即是掌相學的『金星丘』，高人（即每逢歲晚前後也上電視那些）說金星丘飽滿代表有財運。」

「我是低人（即是無機會上電視那些），只知金星丘凹陷代表神經線有問題。」

「原來手痺並非必關係到中風，而且神經系統在中風以外還可以有其他疾病，今次長知識了。」

「陳師奶，我會替你安排腕管綜合症的檢查，你可先配帶手托，但部分個案或需要外科手術才能根治。」

「醫生，我應否吃些『維他命B雜』（多種維他命B補充劑）？人們說這些對神經線好好，能減輕戚痺酸痛，更有助長者腦部發展，防止『腦退化』（按：正確名稱為認知障礙症）。」

「沒錯，戚痺酸痛可以是周邊神經病變的徵兆，但神經線以至認知功能障礙有很多成因，除非病理是由於缺乏維他命，不然服用補充劑根本無濟於事。比方說，某些特定情況如酗酒或嚴重厭食人士，他們會因營養不良及缺乏維他命B1引發腦部及周邊神經病變，該類患者需要高劑量維他命補充劑以作治療。同樣地，惡性貧血（pernicious anemia，一種腸胃的自體免疫病）會妨礙患者吸收維他命B12，併發脊髓、周邊神經和認知能力退化，治療方法是定期注射B12補充劑。相反，與維他命無關的譬如腕管綜合症、三叉神經痛或其他一籃子的戚痺酸痛等，要患者服用補充劑便有點摸不著頭腦了。」

「若預先進補以防病，不是比患病後才治療來得明智嗎？」

「假使是高危人士，好像患酗酒、厭食、妊娠劇吐或其他有可能引發營養不良的情況，預先處方維他命實無可厚非，但若然沒有相關疾病，服用補充劑其實是多此一舉。」

「話雖如此，維他命至少不會帶來害處，吃了無非想買個安心。」

「哈哈，一、不是必需的食品；二、要花金錢買；三、吃後有助穩定心情，陳師奶所說的維他命 B 雜，大概可定義為零食吧。」

亞當傳說

曼達安（Mandaeans）是美索不達米亞一個古老民族，伊斯蘭教把他們尊為三大持經者之一，與猶太人及基督徒齊名。曼達安人的宗教典籍 *Ginza Rabba* 記載了亞當的傳說，他是教義裡首位先知和師長，第二位先知則為亞當三子塞特，跟著便是挪亞長子閃姆，然後是施洗約翰，然後就沒然後了，因為曼達安人已認定施洗約翰是終極的師長，連耶穌、穆罕默德也無出其右。

Ginza Rabba 中亞當的故事是這樣的，他由暗黑界之主創造及發配到大地上，起初無論長相或走路的姿勢也像隻猿猴，光明界之主見狀[1]，遂派遣天使為亞當注入靈魂，如是者，亞當便由猿

1 在曼達安教義中，「暗黑」與「光明」非關正邪，其含意近似中國人的陰與陽。

樣變成人樣，更能站著走路和說話。與靈魂合體後，亞當的任務是聯同妻子夏娃教化大地上的群眾（故他倆並非初始及唯一的人類）——上述大概是古文獻首次對物種演化或其概念的敘述，包括人類是由猿類進化而成，還有直立步姿與語言能力，亞當也正正脗合了智人的誕生（光明天使的靈魂便是其相關基因變異），他從人屬物種中突圍而出，成為世界的主導者。

《舊約 • 創世記》對亞當這號人物有截然不同的演繹，他是造物主耶和華從塵土中變出來，再用其肋骨組織複製成夏娃，然後將兩人安置在伊甸園裡。身為世界上第一對人類，他倆的責任是生養眾多，讓子孫遍滿地面，管理海裡、空中、地上所有物種，耶和華開出的唯一條件，是禁止亞當和夏娃觸摸或吃下知善惡樹的果實。

故事的結局相信大家也耳熟能詳，夏娃每天望著知善惡樹上悅目可愛的禁果，最終受到蛇的慫恿將其吃下，繼而也給亞當吃了。禁果的效用就如同光明天使的靈魂，令亞當和夏娃的智慧立時覺醒，但代價是遭到神的懲罰，從此，夏娃懷胎和生產的苦楚會多多加增，亞當也要終身勞苦才能得到食物。

蘋果簡史

在西方文化和神話中，蘋果一直有著特別的象徵意義，好像亞當和夏娃的禁果傳說，後世視覺藝術一般將魔鬼形象化為蟒蛇，而禁果則由蘋果代入，象徵分辨善惡的智慧。

就農業史而言，人類最早種植是五穀，跟著便是葡萄、無花果、橄欖，最後才到蘋果、蔬菜等。

培植蘋果需要較高技巧，首先，果樹不能用扦插法繁殖，蘋果核也非可靠的種籽，要種出一株好的蘋果樹，農人必先掌握交叉授粉和嫁接等複雜技術，故蘋果實為較遲出現的一種人工作物（及伊甸園禁果的真身應不是蘋果）。

我們食用的蘋果品種繁多，譬如富士蘋果、青森蘋果、紅地厘蛇果（按：「紅地厘蛇」是譯自red delicious，與夏娃的損友蟒蛇無關）、金地厘蛇果、史密夫姥姥蘋果等。基因分析顯示，所有蘋果品種的祖系都可追溯至原產於中亞細亞哈薩克斯坦的新疆野蘋（*Malus sieversii*），但新疆野蘋的野生果實只有直徑一英寸。傳說當年亞歷山大大帝東征，軍隊殺至哈薩克邊境便難以寸進，唯有悻悻然摘些野果回家，再經過輾轉千百年的人工培植，今天我們才得以享用街市超市發售大大個的蘋果。

夏娃的處分：當大頭遇上小盤骨

從猿類演化至人類，其中最大轉變是我們擁有膨脹了三倍半的腦袋，而且附帶比任何動物也要優越的智慧，《舊約》聰明地利用「亞當、夏娃偷吃禁果」一幕，三言兩語交代了這隱喻，當中禁果象徵的，便是人類得到智慧的演化過程。

成年人腦袋屬加大碼，嬰兒的也不遑多讓，黑猩猩出生時腦部體積只有 130 cc，人類新生兒卻是牠們的兩倍以上，達 330 cc，可說是禁果的功勞。新生兒腦部大，頭部自然也大，由於這顆大頭[2]，令女性分娩過程比其他胎生動物來得更長、更危險和更痛苦，那正正應驗了耶和華對夏娃偷吃禁果的處分。

故此，人類雖然有了智慧，但代價是女性分娩時的痛苦與風險。

相比一般胎生物種，靈長類新生兒的頭部已算相當大，這情況在牠們進化出直立及雙足走路（即亞當與靈魂合體）後變本加厲，到了我們智人這一代，胎兒足月時頭部之大，已幾乎擠不過女性的產道。

2 人類初生兒除了頭大，體形也是黑猩猩的兩倍，大猩猩的 1.6 倍，我們肩膀亦較黑猩猩和大猩猩堅挺寬闊，這些統統會影響到分娩的困難度。

規限著女性產道的是盤骨的內圍，要成功分娩，孕婦必須將胎兒推越盤骨的框架，不然便會造成難產，有可能母子俱亡[3]。

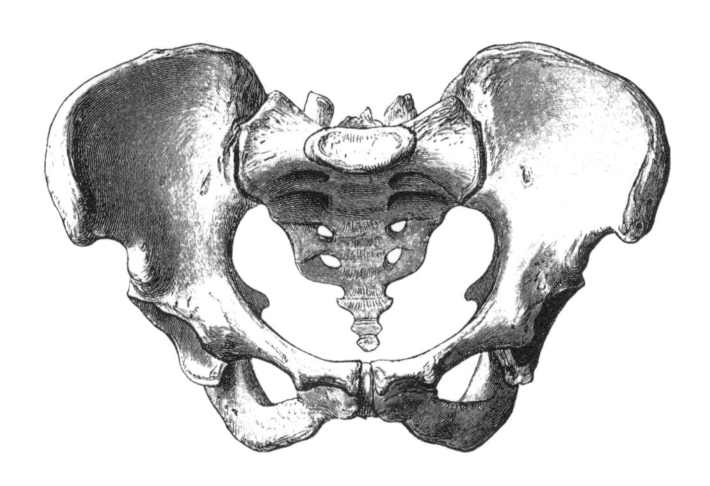

圖 5.1 盤骨頂部

產道入口呈橫向的橢圓形，其橫徑長於前後徑。

3 在醫學尚未發達的第三世界國家，每十六個婦女中便有一個是死於分娩期間的併發症（cumulative lifetime risk of death = 1 / 16），當中很大部分也是由於難產，其胎兒亦可能因此夭折或永久受損。

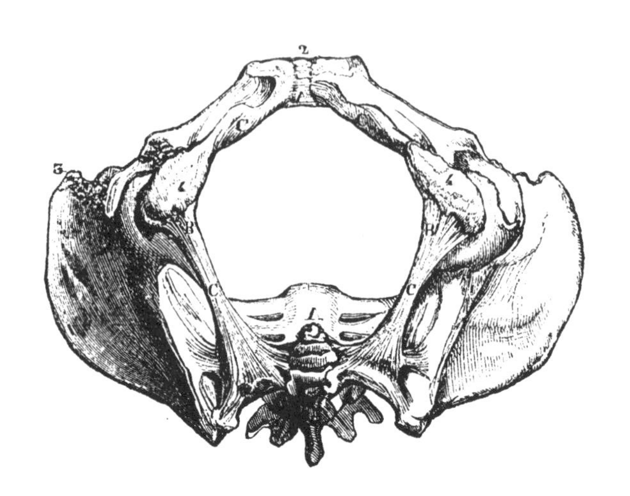

圖 5.2 盤骨底部

產道出口呈縱向的橢圓形，其前後徑寬於橫徑。

結構上，盤骨的通道可分為三個部分。首先，盤骨頂部（圖 5.1）即產道入口呈橫向的橢圓形，其平均橫徑（transverse diameter，從左到右的長度）130 毫米、前後徑（antero-posterior diameter，從前到後的寬度）120 毫米。之後是盤腔中心部位，其橫徑和前後徑俱約 120 毫米。接下來的盤骨底部（圖 5.2）即產道出口已變為直向的橢圓形，其平均橫徑為 110 毫米、前後徑 125 毫米（按：以上維度屬參考數據，在不同人口中或有若干差異）。

頭顱和肩膀是胎兒最寬闊的部位，先講頭部，其橫切面也是呈橢圓形，長軸為枕額徑（fronto-occipital diameter，從前額到後枕的寬度），短軸則是橫徑（左顳與右顳之間的長度），足月時兩者約為 115 至 125 毫米（枕額徑）及 100 毫米（橫徑），兩邊肩膀從左到右則大概寬 120 毫米。

在分娩過程中，胎兒頭部、肩膀及尾隨的身軀會被強行推越盤骨頂部、盤腔中部及盤骨底部這三道關卡……問題來了！孕婦相對狹窄的產道，極其量只能容許胎兒勉強通過，某些維度的尺碼甚至比胎兒小，故牌面上幾近是必敗無疑。為了克服大頭遇著小盤骨的困局，人類便採用了一套獨特的「旋轉式」分娩程序（rotational delivery，詳見圖 5.3）：

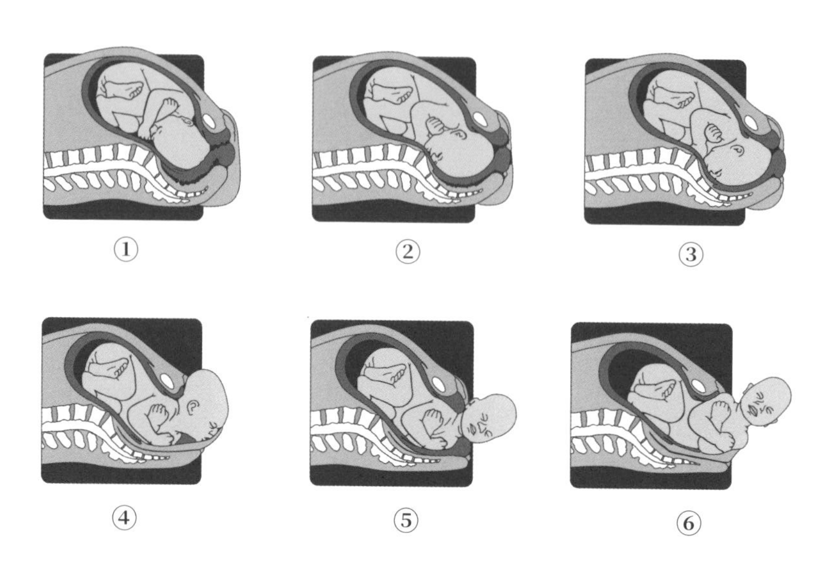

圖 5.3 人類的「旋轉式」分娩程序

人類產道狹窄加上盤骨出入口橫直徑不一，所以需要一套複雜的旋轉式分娩程序：

1. Descent and engagement ：分娩開始時，胎兒頭部順著盤骨頂部進入產道；

2. Flexion and internal rotation ：胎兒蜷曲頭頸擠過狹窄的盤腔並作出第一輪 90 度自轉，胎兒肩膀同時進入盤骨頂部；

3-4. Crowning and extension of presenting part ：胎兒頭部順利通過產道出口，其肩膀同時進入盤腔；

5. External rotation and restitution ：胎兒頭部再次作 90 度自轉，帶動肩膀通過產道出口；

6. Expulsion ：肩膀、下身及胎盤脫離產道，分娩程序完成。

一、胎兒要以顱蓋（或頭蓋骨／skull cap）及包裹著的腦部作開路先鋒，逐毫米逐毫米地擠過狹隘得無法再狹隘的孕婦產道，而且愈深入便愈收窄。耶和華以生產的苦楚懲罰夏娃及她的女性後代，那大概是指分娩過程中的子宮收縮與產道拉扯。在作動初期，子宮可能每十數分鐘才收縮一次，每次歷時30至60秒，但之後陣痛會愈加頻繁（可達每兩三分鐘一次），收縮與痛楚幅度亦會愈加劇烈，再者，平日緊閉的子宮頸和女性陰道，會被胎兒頭部硬生生從內拉扯至100毫米以上，期間的痛楚直教史坦尼斯拉夫斯基也難以演繹（按：史坦尼斯拉夫斯基，俄國戲劇大師，《演員的自我修養》作者）；

二、分娩開始時，胎兒頭部的長軸（平均115至125毫米）會順著盤骨頂部的橫徑（平均130毫米）進入產道（descent and engagement），這階段暫無太大難度，可以順利過關；

三、通過盤骨頂部後便來到盤腔，那裡是孕婦產道最狹窄的一段，若單看寬度，不少胎兒頭部的枕額徑（平均115至125毫米）甚至會稍大於盤腔的前後徑或橫徑（俱為120毫米），這樣下去肯定會被卡著，幸好胎兒還有一招「縮骨功」。人類顱蓋主要由前方的額骨、左右的頂骨、後方的枕骨和兩側顳骨組成，這些骨塊（bony plates）在出生時仍未接合[4]，故有一定的浮動性，擠入產道後，它們便會像地球板塊般在邊緣互相交疊，從而令頭部圓周

4 在出生後十二至十八個月，顱蓋的骨塊便會鎖死，廣東人所說「腦囟生埋」就是形容這生理變化。

稍稍減低，憑著偷出的分毫，胎兒結果也能勉強克服盤腔的樽頸位；

四、頭部穿越盤腔的同時會（像扭蛋般）轉動90度（internal rotation），讓尾隨120毫米的肩膀能順利進入橫徑130毫米的盤骨頂部；

五、胎兒頭部通過盤腔後（這往往得花上數小時甚至十數小時），便要面對盤骨底部的產道出口（crowning），那裡的前後徑（平均125毫米）會長於橫徑（平均110毫米），由於胎兒頭部先前旋轉了90度，故其枕額徑及橫徑（分別為115至125毫米與100毫米）已對齊前者的長軸和短軸了；

六、之後，子宮繼續用力將胎兒頭部推離母體，但事情並非就此完結，接下來胎兒再要扭動90度（external rotation and restitution），才可讓120毫米的肩膀通過前後徑125毫米的盤骨出口；

七、最終，胎兒肩膀連帶整個身體離開產道（expulsion），等到胎盤和臍帶排出後，分娩程序便正式完成。

當大頭遇上小盤骨，必須作出連串轉體動作才能突破後者，從起初橫向切入產道，然後90度轉體讓肩膀對齊，再鑽過最狹窄的盤腔到達產道出口，接著還要追加轉體把尾隨的肩膀與身軀扭出來——人之初原來如此麻煩。那麼，做猿類會否簡單點？答案是肯定的，黑猩猩新生兒除了頭部比人類小一半以上，女性產道更是從頭到尾保持著同一方向（按：前後徑永遠長於橫徑），所以胎兒半個圈也不用拐便可直截了當地脫離母體。

猿類擁有狹長的盤骨，人類盤骨則在頂端打橫地向外拉闊，以提供著力點給臀肌來穩定下盤，那是雙足站立與走路必需的結構，但亦造成了女性產道上下寬度不一的畸形安排。人類祖先自南方古猿的階段開始以雙腿走路，到直立人期間進化完成，人類盤骨的特殊形態也是因應這條件（即有站立走路的需要）開發出來，然而，這構造對女性生產來說是極不友善。

人類腦部超額發展，除了高耗能的問題（見上章〈Chapter 4 盲腸炎與智人〉），亦會令生產過程變得困難和危險。南方古猿雖已演化出用於行走的盤骨，但牠們新生兒的腦部體積仍算細小（阿法古猿約為 180 cc，僅大於黑猩猩的 130 cc 及遠低於智人的 330 cc），故對分娩暫無影響。但到了直立人以至及後智人的階段（早期與晚期直立人新生兒的腦部體積分別為 270 cc 及 320 cc），孕婦產道難以應付胎兒大頭的困境已全然浮現。

閣下或會建議，既然胎兒頭部增大了，人類何不也進化出較寬的盤骨，讓胎兒可以輕輕鬆鬆的跌出來，所有問題不就迎刃而解嗎？

人類髖關節的力學結構基本上是個槓桿系統（圖 5.4），用以承托整個上身，主要靠臀中肌施力來抗衡體重。如果將盤骨進一步擴闊，便等於把抗力臂加長，上身的體重會經槓桿放大至難以負荷，那必須配合再強化數倍的臀中肌才可達至平衡（及令全人類頓變「籮霸」），更會因而拖垮走路及奔跑的效率。演化出更寬的盤骨雖有助減低分娩風險，但整體來說仍會帶來負面的天擇效應，故最終便不了了之。

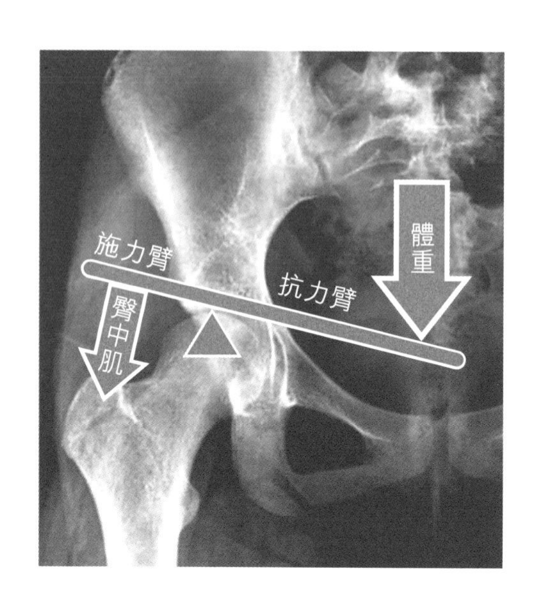

圖 5.4 人類髖關節的力學結構

髖關節由股骨（femur）上部與盤骨的髖臼（acetabulum）組成，屬抗力臂比施力臂長的第三類型負重槓桿系統，其支點、施力點及抗力點分別位於股骨頭（femoral head）、骶骨中線和股骨的大轉節（greater trochanter），單腿著地時，輸入力為上身的體重，輸出力則由大轉節與髂骨翼（ilium）之間的臀中肌負責。

漫長的童年

不論猿類以至古人類，若果拿他（牠）們發育完成與出生時的腦袋體積做比較，便會發現兩者有個頗為固定的比例，比方說，成年與新生黑猩猩的腦部分別是 390 cc 及 130 cc，比例3 ： 1；成年與新生阿法古猿則為 450 cc 及 180 cc，比例同樣3 ： 1；成年的早期直立人與晚期直立人的腦部也是新生兒的三倍（800 cc ： 270 cc及 1,000 cc ： 320 cc）。

成年智人腦部體積1,350 cc，以3 ： 1的比例計算，人類新生兒的腦部應有450 cc，然而，那已超出了孕婦產道的極限，肯定引致難產。為了解決頭部太大、產道太小的困局，最折衷的演化方向是趁胎兒仍未長得太大前把他提早生了出來（即是將女性的懷孕期強行縮短），結果，人類新生兒腦部體積只有330 cc，僅及成年人四分一，孕婦生理期的轉變，同時帶出了數個問題：

一、比起很多哺乳類動物，靈長類出生時的神經系統與功能已算是極不完備，但人類較牠們更欠成熟；

二、這意味很大部分的腦部發展會被調配至離開母體後才進行，而且將是個十分漫長的歷程；

三、期間的嬰兒以至幼兒必須極度依賴成人才能生存。

出生以後，人類大腦需要最少十年才發育完成；再者，在嬰兒至少年期，腦部是人體成長的重點及優先發展項目。上章提及，單是腦部便佔用了成年人在往後各個階段身體總能量消耗的20%至25%，但成長期的耗能比例更是誇張，新生兒腦袋雖只有330 cc，卻足已花掉全身七成以上的熱量。此後，腦部的耗能持續高企：出生後四至六個月腦部體積為650 cc（平均值，下同），佔用整體熱量64%；週歲後腦部1,045 cc，耗能53%；五歲後腦部1,235 cc，耗能44%；十歲後腦部1,350 cc（等同成年人的體積），耗能34%。人體其他部位明顯較腦部遲熟，到十五至十七歲整體趕上腦部完成發育後（及攤分更多熱量），大腦耗能才會固定在較平均的20%至25%。身為動物界一員，人類十五至十七年的發育期可說是極度漫長。

一般哺乳類動物的成長大致可分為嬰兒期（infancy）和少年期（juvenile period）兩個階段。在嬰兒期，幼崽仍要依靠餵哺母乳。到了少年期，牠們已長大至能夠自我進食和覓食，在往後的日子，牠們會繼續發育成為具備交配能力的成獸（adulthood）。

由於人類提早了出生，而且腦部需時發展，我們的成長階段比獸類複雜得多。部落婦女會在生產後三十六個月維持母乳餵哺[5]，故此人類的嬰兒期可定義為生命頭三年，這階段的嬰兒或幼兒除了哺乳，還需要母親無微不至的加護。之後，從三歲至七歲是人類的兒童期或童年（childhood；按：一般哺乳類並無此階段，故童年是人類獨有的），這時，我們雖已戒掉母乳，但仍要全面依賴成人照顧包括提供食物才能生存。七歲以後到成年之間可分為少年期及青春期（adolescence），過了兒童期，人類腦部已漸趨成熟，而且開始擁有獨立和自理能力，青春期約在十歲（女）至十二歲（男）開始，在之後五至八年，他們會發展出成年人壯健的身體及生兒育女的本能。

老人家喜歡話當年，筆者當然不會例外。記得N年前就讀醫學院期間，筆者趁暑假回港辦理證件，湊巧排在前面的嫲嫲帶著個剛開始學行的孫子，可能筆者外表善良，嫲嫲便向我搭訕：「哥仔，你估我個孫幾大？」

5　母乳在六個月後便不足以應付嬰兒的熱量需求，所以嬰兒會開始吃其他食物。

「十一個月。」

筆者答案之精確、作答之扼要，直教嫲嫲目瞪口呆。

我當年的秘訣是熟書，醫學院標準課程有教授兒童的成長里程碑（developmental milestones，主要用於母嬰健康評估），譬如六個月開始坐、七個月開始爬、八個月開始抓、九個月學站、十一個月學行……只要強記，便能像筆者那樣「學以致用」。

成長里程反映了兒童腦部發展的成熟度，不少哺乳類動物出生不久已能做到人類嬰兒後期的大動作技能（gross motor skills），識行、識企，甚至識跑[6]，相比下，同齡的人類嬰兒可能只懂一些原始反射（例如吸吮乳頭）。

人類幼年時期運動機能發展遲緩，是由於要遷就孕婦產道過窄的弱點，所以迫不得已把生產胎兒的時間表推前，以致嬰兒出生時仍處於極不成熟的狀態，他們之後數年將完全缺乏自我保護和求生的本領（按：頭三年不能自我保護，七歲前仍難以獨立求生），期間需要絕對依賴母親或親屬的深切照料才有機會成功長大。

6 出生時的早熟性在生物學上稱為 precocial，相對遲熟性的 altricial。

要應付嬰兒的遲熟性，人類便演化出數個對策：

一、多胞產是哺乳類動物的常態，但人類女性每次懷孕通常只會誕下一胎（雙胞胎或以上的機率只有約七十分一），之後她便能投資全副心力照顧單一的嬰兒。再者，妊娠與妊娠之間一般有數年的空窗期，比方說，部落婦女平均分隔三年才會再次懷孕，這流程可避免先後兩期的嬰兒及他們所需的照料過分重疊。

二、昔日氏族的家庭制度（extended family）亦有助克服嬰兒遲熟性的問題。人類是群居動物，除了生母，部落其他女性尤其祖母輩也會分擔看顧幼小的責任（詳情見〈Chapter 6 衰老、更年期與部落結集者〉），此外，同族的青少年在獨立前亦能協助打理弟妹。

三、限制著女性產道是人類直立的步姿，然而，以雙腿走路亦意味我們能騰出上肢（或前肢），這反過來又解決了當初產道太小所引起的問題——靈長類以至人類上肢進化成手部，除了能執行攀爬技能，其基本功用其實是育嬰。古人類不像有蹄動物般甫出娘胎已識行識走，亦不如其他靈長類嬰兒懂得牢牢抓緊母親的毛髮，我們祖先也缺乏有袋類動物（marsupials）可安放子女的育幼袋，猶幸人類有閒著的上肢，那正好用來隨身攜帶仍未能活動自如的嬰兒，直至他們懂得獨立行走。逐漸地，原本專責加護嬰孩的雙手亦被我們祖先兼用於其他方面，譬如準備食物、製作石器以至及後各種手藝與科技。千萬年過後，手部的精細肌動技能為人類帶來了無限的可能性，但其過度與不恰當的運用，也造成了腕管綜合症等健康問題。

亞當的處分：伊甸園後傳

亞當吃了禁果後，上帝給他的判刑是必須終身勞苦，才能從地裡得吃的，必須汗流披面，才能得糊口的，直至他歸了土，同時間，大地亦因他的緣故受到詛咒。

然而，亞當的懲處結果是分階段執行，更由無期徒刑減為有期徒刑，判詞未夠一萬年已經失效，那也是拜禁果所賜：

一、結合曼達安人的宗教傳說，亞當從猿類變成人類後，除了得到智慧，也學懂以雙腿直立走路，比起仍要四肢並用的陸上物種，人類從此便能解放上肢（即雙手），開創出獨有的文明。

二、人類智慧來自腦部，智慧愈高，腦部也愈大，那造成了胎兒頭部與孕婦產道的不協調，解決方法是縮短懷孕期，令相對不太成熟的胎兒提早出世，之前騰出的雙手便正好用來加護嬰兒。

三、除了照顧幼小，人類一對巧手也能配合腦部的創意，製作出各種石器與器具（按：「造物」本為上帝的大能，人類對創造的僭越也是從禁果獲得的）。

四、然而，遠古靈長類本為樹棲物種，牠們上肢主要用於攀抓樹枝，那有別於人類手部的精細肌動技能及作業時手腕與手指重複的屈曲動作，換句話說，我們的手部運用已偏離了自然生態，為日後的病理埋下伏筆。

五、亞當進化成人類後，他和他的後裔先過著狩獵採集的生活，直至新石器時代才逐漸以農耕取代過往的野放模式，自此，人類便須勞苦及流汗才能從地裡種出食物，應驗了上帝給亞當的處分。

六、但上帝的裁決很快已經被推倒，萬年過後，人類經歷了工業革命、科技革命，今天，我們不用多作體力付出已可獲取充足的食物，從製造石器開始，到後來手作式的工業生產，以至近代的鍵盤和滑鼠操作，人類憑一雙手改變了世界及其遊戲規則，但這雙手亦要承受改變世界所帶來的後果，包括腕管綜合症。

七、上帝最初把海裡的魚、空中的鳥和地上的走獸交託給亞當，亞當的子孫卻是需索無度，地上結種子的菜蔬與樹上結核的果子已不能滿足他們，為了免除勞苦、免除流汗，人類便仗著（從禁果得來的）智慧將地球的資源不斷掏空，先是海裡、空中和地上的生物，繼而是林木（伊甸園大概已被砍伐移平成垃圾堆填區了）和土地裡的化石燃料，更憑所謂科技擅自終結了亞當原本的無期徒刑和創造出人類專享的「伊甸園」。經此一役，地球早已變得體無完膚，那是否上帝當初所說大地因亞當而受到的詛咒，抑或人類已將自身的原罪與懲罰統統轉嫁了給大地？

言歸正傳，腕管綜合症是都市人口中最常見的卡壓性神經病變（entrapment neuropathy），估計每一百個成年人便有五個受到影響，罹患率高見於四十至六十歲的年齡組群，尤其工作上需要重複屈曲手指和手腕的主婦、工匠、清潔工人、IT 人（按：腕管綜合症又名「滑鼠手」）、OL 等。

腕管是位於手掌根部的一小段管道，其底部及兩側均被腕骨包圍，頂部則為堅韌的橫腕韌帶（transverse carpal ligament，又名手屈肌支持帶，flexor retinaculum）。腕管寬度只有 2.0 至 2.5 厘米（約一吋），通過這丁方一吋的空間卻有三組包括九根肌腱[7]（及其腱鞘，即包裹著肌腱的滑膜）和一根正中神經，可謂九星伴月（圖 5.5）。腕管內的正中神經是負責魚際肌群的運動功能（主要控制拇指屈曲動作）及接收拇指至無名指的感官信息，故一旦受到卡壓便會出現手指麻痺和乏力。

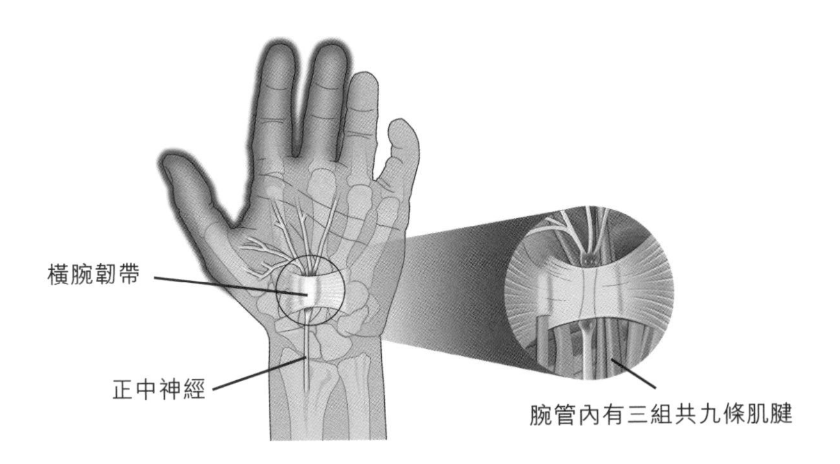

圖 5.5 腕管與腕管綜合症

7 九條肌腱如下：拇長屈肌腱（tendon of flexor pollicis longus）、食指至尾指的淺屈肌腱（tendons of flexor digitorum superficialis，共四條）及食指至尾指的深屈肌腱（tendons of flexor digitorum profundus，共四條）。

大家想像一下，腕管就如同一個罐頭，橫腕韌帶便是罐頭的蓋，裡面有九條沙甸魚，本來已擠得無可再擠，假使罐頭凹陷了或沙甸魚變胖了，便只會逼爆收場。以上正正是腕管綜合症的情況，手部過度活動會造成關節和肌腱勞損，其相關的腕骨發炎和增生會讓腕管變得更加狹窄（等於罐頭凹了），再者，肌腱受損也能令滑膜腫脹（等於沙甸魚長胖了），卡在腕管的正中神經會因而受壓，導致神經病變和麻痺[8]。要治療腕管綜合症，最直接的方法自然是把罐頭的蓋即橫腕韌帶打開。

然而，腕管表面看似極其差勁的設定，在生物工學上其實毫無問題（有問題的只是我們）。

靈長類上肢的基本用途是協助攀爬，牠們抓著樹枝的手勢名為monkey grip（可譯作猴握），即是將食指至尾指四隻手指屈曲成鉤狀，猴子便是靠這「鉤」把身體懸掛在樹上甚至進行飛蕩。靈長類每隻手指均由四根骨頭組成（拇指除外），包括手掌內的掌骨（metacarpal）、近節指骨（proximal phalanx）、中節指骨（middle phalanx）及遠節指骨（distal phalanx），連接掌骨與近節指骨的是掌指關節（metacarpal-phalangeal joint），而指骨與指骨之間便是近端指間關節（proximal interphalangeal joint）及遠端指間關節（distal interphalangeal joint）。猴握之時，前臂強勁的指淺屈肌與指深屈肌會發力將近端及遠端指間關

8 此外，類風濕關節炎和遠端橈骨骨折（Colle's fracture）也能破壞腕骨結構，其他浸潤性疾病（infiltrative diseases，譬如黏液性水腫（myxedema）或澱粉樣沉積症（amyloidosis））亦可以令腕管充斥難以清除的浸潤性沉積物，引發神經病變。

節屈曲，掌指關節與手腕則保持拉直（故形態如鉤），而當中不可或缺的部件是橫腕韌帶，其功用是把指淺屈肌與指深屈肌的兩組肌腱固定在腕管之內（所以橫腕韌帶又名手屈肌支持帶），這樣才能造出猴握的動作及力度。

猴握是相對固定的握力運用，但到了人類這一代，我們多做的卻是重複性的手部活動，更往往連帶掌指關節與手腕關節也一併屈曲，不但令肌腱容易磨損，更增加了腕管內的壓力。簡單地說，本應用於攀爬的手部，卻被人類濫用來執行偏離自然生態的重複性精細肌動技能，腕管綜合症便是由此而起。

腕管綜合症的治療

腕管是人體先天結構中固有的弱點，所以藥物治療未必有助腕管綜合症（即所謂治標不治本），患者應盡量避免重複性的手部活動，配戴手托亦能限制手腕動作，讓其充分休息。

以上的保守治療（conservative treatment）只能應付較輕微的個案，如果短期內症狀沒有好轉，便要考慮外科手術。再者，中度或嚴重的腕管綜合症也應接受手術治療[9]，不然正中神經可能會永久受損。

9 腦神經科或骨科醫生可憑神經傳導檢查（nerve conduction test）診斷腕管綜合症和評估其嚴重程度。

外科手術可以是開放式或經內窺鏡進行，兩者原理同樣是將橫腕韌帶切開，減低腕管內的壓力（carpal tunnel release / carpal tunnel decompression），診斷正確的話，九成以上患者術後會得到滿意的效果[10]。

然而，橫腕韌帶是具備功能性的組織，作用是充當手指屈肌腱群的支點及將它們固定在腕管之內，一旦（以外科手術）切斷了，手部的握力與手指屈曲或多或少也會受到影響，患者要休息大概三個月讓橫腕韌帶癒合後才能回復正常。有見及此，如果雙手也患腕管綜合症，很多骨科醫生會先處理好一隻手，然後等它復原了再進行另一邊的手術，如此患者就不用一下子雙手失能。亦有醫生會先切開橫腕韌帶，放出正中神經後再在其底下重建韌帶（carpal tunnel release and subneural reconstruction of transverse carpal ligament），這樣既能根治腕管綜合症也不會在術後影響手部功能。

10 其他周邊神經問題譬如頸椎退化引致的神經根病變（cervical radiculopathy）、胸廓出口症候群（thoracic outlet syndrome）、尺神經麻痺（ulnar neuropathy）等或會有近似腕管綜合症的徵狀，腕管手術當然不能矯正以上情況，所以正確診斷是十分重要的。

Chapter 6

衰老、更年期與部落結集者

天擇最大的盲點，是過濾不了遲顯性疾病，換言之，生殖年期過後才發作的疾病，也不在天擇控制範圍之內。

患者：	三叔公
年齡：	八十歲
診斷：	衰老（senescence）
病徵：	身體機能陸續減弱，退化問題與疾病叢生，對感染、環境變化等愈加難以應付，直至死亡
直致病因：	生命歷程中累積的大小毛病和機能衰退、隨著年長逐漸減弱的自我修復與適應能力
究極原因：	族系篩選促使人類壽命延長至暮年，卻無法有效刪除遲顯性疾病

三叔公行年八十，老頑童一名，深信只要保持心境年輕，便能阻止身體老化，可惜，縱使十萬個不願意，韶華也總會隨歲月流逝。

「三叔公，何解你臉上瘀青了一大塊，做錯事被三叔婆家法伺候乎？」

「別胡說，我倆是模範夫妻，一向相敬如賓，絕對不會發生家暴。是咁的，早兩日搭地鐵，衝往對面月台轉車之際，不慎被後上的乘客撞倒，結果傷及我俊俏的臉龐。」

「三叔公，你都一把年紀了，不應人衝你又衝。」

「哼，老夫假假地都是賽跑冠軍……」

「七十年前嘛。俗語有云，歲月是把無情刀，身體隨著年齡退化實為自然不過的定律，無論體能、關節靈活度、平衡力等，長者一定及不上年輕人，尤其患有腦神經或脊椎疾病及關節退化的，更會有一定程度的活動障礙。」

「無可否認，上了年紀後，我在運動機能上總有點力不從心，雖然有苦自己知，但旁人未必察覺。」

「三叔公，你不妨找根枴杖傍身。」

「我又不至於依賴枴杖才能走路，再者，我覺得枴杖是個負面標籤（stigma），看在別人眼裡會產生殘障、不濟的感覺。」

「請不要介意別人的眼光，如果有活動困難，枴杖確能減低意外跌倒的風險，況且香港是個開明和有質素的社會，香港人看見拿枴杖的長者，自然會格外小心禮讓。反之硬要逞英雄不用枴杖的，吃虧只會是自己。」

「換言之，看似負面的標籤，實際上會帶來某程度的正面效應。但我個性向來人老心不老，對用枴杖始終有點抗拒。」

「這樣吧，我送你雕花鍍銀手杖和一頂高帽，你戴上後幻想自己是個英國紳士，應該不會抗拒了吧。」

「好啊，加上抗疫的口罩，便是禮服蒙面俠了。」

「講真，閣下造型其實較接近鐵拐李。」

「唔制，我唔要鐵拐李，我要做禮服蒙面俠。」

「好吧，你就做穿禮服和蒙面的鐵拐李吧。」

生命時鐘

天地萬物皆有時，人類自然也生有時、老有時、死有時。

讓我們以一天的作息比喻人生，假設早上六時晨光初現是嬰兒的出生，凌晨十二時是人生的落幕，在這十八小時的生命時鐘裡，人體各樣機能會不斷出現變化。

從起初嬰孩的低位發展到如日中天，我們稱這階段為「發育」；遺憾的是，發育完成之時，人生下半場其實經已啟動。身體從頂峰回落直至衰亡，此之謂「老化」，而且五臟六腑、感官、認知等各個系統皆不能倖免，但它們老化的先後次序與速率卻有所差別。

香港人均壽命約為八十五歲，以早上六時到凌晨十二時的十八小時計，對應生命時鐘每小時便相等於約 4.5 年，以下是三叔公的生命時間表和路線圖。

在一天裡，正午十二時（生命時鐘大概等於二十八歲）的陽光最猛烈，但別以為這亦是一生中生命力最旺盛的階段，我們的心肺功能其實已於半小時前（大概二十五歲）從高位回落，然後在餘生逐漸衰退。此外，腎功能也會在這個小時內開始由盛轉衰，肝功能的退化會稍遲一點，大概始於下午兩時半（約四十歲）——由此可見，人體的老化程序，在壯年甚至青年（即是生命時鐘的下午或中午；別以為入夜後才算暮年）已悄悄開動。

比起其他五臟六腑，腸胃是最能「抗衰老」的器官，牙齒若果健康的話，很多老人家如三叔公其實仍能保持與後生仔不遑多讓的消化能力。

至於三叔公的感官功能，它們受老化影響的次序分別為下午三時後（約四十至四十五歲）開始衰退的視覺，下午五時後（約五十歲中葉）開始衰退的嗅覺，黃昏八時半（約六十歲）後的聽覺，晚上十時（約七十歲）後的觸覺，及將近十一時（約七十歲中葉）的味覺。

上午十一時半（大概二十五歲）是人類生殖力的頂峰，女性的生殖力會於十二時半（約三十歲）開始回落，男性的則是下午兩時半後（約四十歲，這「延誤」部份是由於社會因素）。人體的肌肉量過了中午便會逐漸流失（大概二十五至三十歲後），骨質流失也會在下午四時以後加劇（即五十歲後）。

大腦掌管的認知功能方面，開始走下坡會是下午三時半（約四十五歲）以後的事，唯一例外是它的語言功能，通常能維持到晚上十時以後（約七十歲）才出現衰退。

衰老的定義

根據生理學家克洛德•貝爾納（Claude Bernard）的理論，任何生物也要依賴穩定的「內環境」才能維持生命，以人類為例，我們有頗為固定的體溫、血壓、體液的酸鹼度、電解質含量、微養分等（醫學上稱為 homeostasis），這些加起來便構成人體的內環境（internal environment）。如果內環境出現重大變化，身體的運作及新陳代謝便會受阻，令個體無法生存。內環境的擾動通常是由於外在環境的轉變，例如酷熱、嚴寒、乾旱、輻射（地球是很危險的），為了應付這些變化，人體各個系統也會預留若干的後備修正功能，即是所謂的適應力，目的是可以在外在環境出現改動時仍能保持內環境盡量不變。但是，倘若外在環境出現了極大且自身不勝負荷的變化時，內環境便會因而受到嚴重干擾和對個體構成生命危險。以上是人體在正常下（即壯年時）運作的情況。

我們可以將貝爾納的理論引申來解釋生物的老化現象。隨著年紀漸長和各種功能衰退，內環境的修正能力會逐漸減弱，因應環境變化的承受力亦會每況愈下，身體原本可以容納到的，對老化了的個體來說卻足以致命。結果，個體能夠承受的環境轉變，只會隨著身體機能衰退愈收愈窄。

再者，除了外在環境壓力，嚴重衝擊內環境的還有各種感染和疾病。人體依賴自身的修正能力來抗衡疾病引致的內環境轉變，但老年人的承受力已大不如前，當禍不單行疾病來襲時，老弱殘軀就很易崩潰，所以他們因病死亡的機率遠遠拋離年輕人。

故此，衰老了便較易死、較易病，及較易病死。

前文敘述的生命時鐘流程，加上內環境修正的理論，正正脗合了演化學巨擘梅納德 • 史密斯（John Maynard Smith）對衰老的定義——「累進、廣泛及引致死亡機率遞升的功能障礙」。某程度上，生命時鐘亦是一個末日喪鐘，隨著喪鐘一分一秒倒數流逝，每個人的生命也是不斷地衰竭，每個人也是不斷地步向死亡。

古代的超級人瑞

古詩有云：「人生五十載，縱觀眾生諸相，一切恍如夢幻。」

以古代的標準，一般人的壽命約為五十年，但那不是人類的上限，正如古語亦有云：「人生七十古來稀。」

可見能活至古稀之年或以上雖不常見，但偶有人在。

多得公共衛生與醫療科技進步，現代人的壽命已比古時延長不少，更令擁有長壽的人口比率大大提升。今天，香港人均壽命超過八十歲[1]，能活至古稀以至耄耋之年已成為一個常態（反之五六十歲便離世會定義為早逝）。不過，上古人或者比我們更厲害，現代人鮮能活至百歲，但壽命多於百年甚至數百年的超級人瑞，在古籍中卻比比皆是。

根據《舊約聖經》，神用六天創造天地萬物，更按照自己的形象造出亞當，跟著便是夏娃，但兩人沒有分辨善惡的智慧，也不會像神般永生不死。

某天，亞當和夏娃受不住誘惑，偷吃了能賦與他們智慧的禁果，神知道後勃然大怒，遂把兩人驅逐出伊甸園，從此要自食其力。

後來，亞當和夏娃誕下兩子，哥哥該隱（Cain）做了農夫，弟弟亞伯（Abel）則是放牧的。故事發展下去，該隱因嫉妒殺死亞伯，再次觸怒了神，將該隱流放荒野。該隱之後在一處叫挪得（Land of Nod）的地方娶妻並開枝散葉（按：編劇沒解釋該隱的妻子和挪得的人口從何而來；該隱殺了亞伯，地球不是只剩亞當、夏娃和該隱三名人類嗎？），他的族人發明了帳棚、樂器和鑄造銅鐵的工具。

1 最高可能壽命（maximum life span potential）的定義是該物種在最理想的營養狀態和無外在危害情況下所能存活的年期。以此推算，人類壽命的上限可達一百二十年以上，亦即所謂「天年」。「天年」有別於人均預期壽命，後者只是一個統計參數，反映了整體人口的飲食、健康以至社會、文化模式等對個體壽命長短的影響。

與此同時，老當益壯的亞當和夏娃於一百三十歲高齡誕下三子塞特（Seth），亞當之後再活多八百年才蒙主寵召（終年九百三十歲），期間塞特一族不斷繁衍，亞當離世時兒孫滿堂，更有一大堆曾孫、玄孫、來孫、晜孫、仍孫、雲孫，總共九代同堂一起送終，而且位位也是超級人瑞[2]，這健力士世界紀錄迄今仍未被打破——故事好像愈講愈離奇了。

然而，《聖經》不是亦不應被解讀成歷史書或史實，當中的隱喻才是重點。

所謂「伊甸園」可能代表上古人類狩獵採集、天生天養的階段。隨著人口增加，當天然資源（伊甸園）難以滿足人類需要時，我們祖先便要轉營耕作（該隱）或畜牧（亞伯），兩子的任務，是要將科技（禁果的智慧）傳播給大地上尚未開化的人類（挪得的族群）。

智慧（禁果）另一個層面，是人類懂得分辨善惡的價值觀，《舊約》記載的該隱、亞伯、塞特等，代表的可能並非個人而是個別部落，而族長每每數百之齡，亦可能是部落的國祚而非當事人的實際壽命。這些部落脫離伊甸園後，人類族群便要訂立各種社會規條，包括道德、人權、法紀、宗教等，憑著亞當和夏娃從「禁果」得來的智慧，人類終能開拓出史詩般的文明。

2　他們包括（由最短壽至最長壽）：以諾（Enoch，最終享年三百六十五歲，下同）、拉麥（Lamech，七百七十七歲）、瑪勒列（Mahalaleel，八百九十五歲）、以挪士（Enosh，九百零五歲）、該南（Kenan，九百一十歲）、塞特（九百一十二歲）、雅列（Jared，九百六十二歲）和瑪土撒拉（Methuselah，九百六十九歲）。在創世紀 1656 年瑪土撒拉逝世後，塞特一脈便剩下挪亞和他三名兒子，同年，神以大洪水滅世。

人類是群居結社型動物

除了《聖經》故事，天擇學說亦有連繫部落結社與衰老期的理論。

人類自古也是群居動物，不論原始狩獵採集部落，以至後期的農村社會、遊牧民族，甚至小城鎮，我們祖先都是過著小型結社式的群體生活。每個社群（即是基本的結社單位）約有數十至百多位成員，他們之間關係緊密，而且成員都是一輩子活在同一個社群裡（外嫁女或賣豬仔到金山謀生的男丁除外）。這種結社體系會一代接一代傳承下去。

類似的小型社群在動物界亦十分常見，獅子、狼、大猩猩、海豚、速龍等也有近似人類的「小圈子」社交生態。當然，不同物種的結社模式，是從不同生存條件演變出來。

靈長類最早出現於九千萬年前的非洲，古生物學家估計牠們原本是夜行動物，隨著後來的生態轉變，古靈長類逐漸改為在白天活動，牠們同時演化了一套獨特的雙眼視覺系統（binary vision）。

就頭骨結構而言，典型哺乳類動物（包括元祖靈長類）的眼窩一般是位於頭骨兩側，但日行型靈長類的眼睛卻是長在較前方的正面位置，這安排使兩眼視野得以重疊，產生立體的視覺影像（stereoscopic visual field），有助精確判斷影像深度，利於在樹枝間跳躍覓食。再者，從舊大陸猴（old world monkey，約在三千七百萬年前登場）分支出來的靈長類，包括非洲和亞洲的猴子、所有猿類和人類亦憑基因複製（gene duplication）發展出能夠清晰辨別三原色的能力[3]。視覺演化大大增加了古靈長類的生存空間，但當中卻存在一個死穴……

開發雙眼視覺的先決條件是放棄廣角視野（panoramic vision），如果把專注力集中在前方，由於視野收窄，靈長類是看不清側面、後面和上下方，這些盲點往往令獵獸有機可乘，尤其在森林和原野獨個兒遊逛的時候，幾乎肯定會成為其他動物的午餐。為了填補這弱點，靈長類必須集體行動，互相看顧彼此的盲點以確保安全——這種群體防禦模式，大概就是靈長類以至古人類親族紐帶與結社的起源了。之後，隨著我們祖先腦部及智力的演化，結社亦變得更具意義和實質性。

3　元祖靈長類擁有S、L兩類視錐細胞（cone cells，視網膜上帶色素的感光細胞），前者感光波長約為420納米（對應橙黃光），後者則為560納米（對應紫藍光，它們的責任基因分別是 *SWS1* 和 *LWS*），所以元祖靈長類缺乏精確分辨綠色光譜的本能。距今三千多萬年前，舊大陸猴類共祖發生了 *LWS* 基因複製的異變，令牠們與及後的分支物種獲得額外的M型視錐細胞（感光波長560納米）及累進的辨綠能力，有助牠們更易在樹叢中找出野果。

鄧巴常數與大腦演化

前章提及過一則千年（嚴格來說是三千多個千年）不解之謎：人類祖先以至人類因何要演化出不合比例的巨大腦袋？

今天，我們之所以稱為萬物之靈，是由於擁有超強的智慧，而超強的智慧是來自超強的腦袋。考古紀錄顯示，大概四至五萬年前，人類開始表現出卓越的智慧，譬如能製作精密的器具及壁畫、雕塑等藝術，他們亦將棲地擴張到地表上每個角落，之後更一發不可收拾，於短短數萬年間已完全主宰及改變這個世界。

人屬物種的大腦進化始於四百萬年前，期間經歷南方古猿，巧人、匠人、直立人、早期智人、現代智人等階段，腦部體積亦從起初的 450 cc 增至 1,350 cc。然而，在漫長的大腦演化過程中，人類表現出智慧只見於最後五萬年間，至於之前的三百多萬年裡，雖然腦袋不斷增長，但我們祖先好像仍是渾渾噩噩，除了遺下粗糙的石器，在文明方面便沒甚突破——假使推定古人類腦部演化光是為了帶來智慧與技術，那便捉錯用神了。

最終破解謎題是人類與心理學家鄧巴（Robin Dunbar），他從靈長類的結社習性悟出人類大腦演化的端倪。

由於特殊的視覺安排，靈長類需要與同族的個體結成團隊，作用是防禦外敵包括獵獸和其他來意不善的同類，此外，牠們亦能透過合作加強群體的競爭力。鄧巴研究了多種猿猴，他觀察到團隊中成員的數目上限，是與該物種腦部的新皮質分比（neocortex ratio，計算方法是大腦新皮質的體積除以大腦其他部位的體積；新皮質主要負責較高階的大腦功能譬如認知、思考和活動掌控等）成正比。換句話說，靈長類腦部愈發達，其群組成員便愈眾多，故鄧巴推斷，靈長類腦部的演化，很大程度上是為了促進群體的融和與合作，亦即人際關係（或猿際／猴際關係，depending on 演化的階段）。

閣下或會問，合作有幾難啫，竟要出動到大腦演化？

誠然，在職場與他人共事過的也會明白，合作背後，永遠有種種盤算，更是沒完沒了地進行著，真是少點腦力也不行。人類職場跟非洲黑猩猩的叢林法則基本上沒兩樣，後者新皮質分比3.26，族群成員數目平均為53.5，即是說黑猩猩的大腦新皮質要足以處理最少五十多個同伴間的猿際關係。首先，牠要記清那五十多個猿樣，以免將外來者誤認為己方；此外，族中的尊卑輩分也千萬不要弄錯，好像哪些是大佬、哪些是小弟、哪些小弟是大佬的心腹、哪些是阿嫂、哪些可能是阿嫂或未來阿嫂……紅線處處，都是那一句，真是少點腦力也不行。

鄧巴跟著以我們的大腦比例推算人類社群能夠容納的成員限額，他得出的數字是150（後稱「鄧巴常數」，按：介乎100至230間，說150只是約定俗成）。根據統計，不論現存的狩獵採集部落（平均人口為165）或英國鄉郊小村（平均人口在150至160之間），結集的人數都與鄧巴常數大致脗合，套用在城市生活，昔日大家還會寄聖誕咭時，分發名單平均就有154個名字；社交媒體我們add的好友，平均為134個；傳統婚禮通常筵開20至30席，即是男家與女家的親友同事各有10至15檯約120至180人。以上均與鄧巴常數脗合。

今天，我們會和朋友風花雪月，和知己互訴心聲，但在原始世界，伙伴卻是同生共死，昔日的結社並非單單是150個人（或110個直立人、67隻古猿；以上數值是根據後兩者腦部大小推算出來）聚在一起，他／牠們還要學懂如何與組群中其他成員建立恰當的相互關係，包括發展出一定的溝通與理解對方的能力，當中還涉及同情心、關懷、自制、無私、責任心等複雜的情感。又是那句：真是少點腦力也不行。

結論：人類大腦演化起先的目的，可能是為了增強個體的道德與社交能力（social brain hypothesis），在靈長類以至人類的結集模式，構成了天擇中一項優勢，繼而推動腦部進一步演化，至於我們引以為傲的智力，那只是後加的附帶品而已。

跟其他野獸相比，人類欠缺體力和速度，也沒有鋒利的爪、牙或其他殺著，所以原始人必須以團隊戰術來圍捕獵物。除此之外，原始部族亦要靠集體力量來解決很多問題，例如收集食物、處理及儲存堅果和穀物、製造石器、衣服，甚至應付遷徙、天災及各種自然界的逆境。

在遠古時代，分工合作是唯一的生存途徑。就算到了後來的農村、畜牧、鄉鎮、甚至舊香港的街坊體系，親族及社區的紐帶仍因實際需要而保留下來[4]。

4 直至數十年前，工商業發展促使很多社群變得都市化，傳統的親族紐帶也因此告一段落。今天，大家集中居於稠密的社區或大型屋苑，鄰舍沒錯是多了，人與人之間卻愈見疏離，每個家庭單位也分拆至僅剩數人，除了較為熟悉的幾戶鄰居，其餘的就算每天碰面也恍如陌路，點個頭打個招呼已是仁至義盡，更遑論昔日部落式的互相關顧。話雖如此，都市人同時間亦衍生了各種新的結社模式——教會團契、舊生會、追星團、波友……網絡世界亦冒起了層出不窮的聯系模式，譬如古代的ICQ、聊天室（還記得《電車男》嗎？）、MSN，還有較近期的網絡論壇、社交媒體興趣組群、電話應用程式長輩組群、博客（或譯作「部落格」，很傳神吧）、KOL（網紅）粉絲團……甚至透過雲端視訊拜年、拜山等。新的結社模式或網絡聯系能否替代傳統的親族紐帶？大家且拭目以待。

天擇異數之族系篩選

生命有盡時，那是大自然不變的定律，要無止境地將生命延續下去，唯有依靠不斷傳宗接代，故此，若說生存的使命便是繁衍，實也無可厚非。

在嚴苛和弱肉強食的自然世界，所有物種和所有個體時刻也要面對各種足以致命的威脅，老的、弱的、有缺憾或失去競爭力的，這批殘兵敗將縱使不餓死也會被獵獸吃掉，就算族群中的壯丁，數目也會隨著時間流失，所以絕大部分野生動物最終只有很短的生命。為了讓族群延續下去，每個成員也必須在自己大限降臨之前盡可能繁衍，因此，增強繁殖力便成了生物演化的大方向。換句話說，生物演化的目的，是要盡量提升個體的生殖機率，假如物種在演化過程中得到其他方面的強化，例如更强的體力或防禦力，那些都只不過是天擇為了提升生殖機率所附送的副產品吧了。

達爾文理論指出，就算同一族群，成員之間也有不均等的生殖機率，繁衍的先決條件是活命，適應力或競爭力較強的個體自然比族群其他成員更具繁衍優勢，及更有機會將基因透過下一代傳承下去。至於條件較差的個體會有甚麼出路？連性命也保不住，更遑論傳宗接代了，對不起，你們會被殘酷地「叮」走，連同稍遜的遺傳因子，從此在世上消失。換言之，只有適者的基因才不會被天擇篩掉，此消彼長下，欠缺優勢者最終會被逐漸取締，這便是天擇汰弱留強的機制，亦是物種在特定環境下保持或強化競爭力的途徑。

所有生物都是大自然的產物，皆會受制於大自然的法則，人類（一種生物）當然不會例外。就如其他動物，遠古或「在野」的人類也要排除萬難才能生存下來，他們無時無刻都要處於最佳狀態，以搶奪食物及逃避獵獸，歸根究柢，動物保持競爭力，也是為了存活和戰勝同儕，然後爭取機會繁衍，讓本身的基因可以延續下去。

以此推論，生存與生殖在某程度上是互相掛勾的，生存機率提升，也會帶動生殖機率向上，可是，一旦移除了生殖的因素，譬如當繁殖力隨年長流逝（reproductive senescence）[5]，苟存的生命便會失去利用價值，因為個體的「歷史任務」已經完成，畢竟，在天擇的agenda裡，根本沒有「延長個體壽命」這項議題或考慮，生物唯一的使命，是盡力繁殖下一代，這亦解釋了為何大部分野獸過了生殖年限便會遭受淘汰，觀察所見，牠們幾乎是沒有老年或收經期的（或絕經期，post-menopausal period）。但凡事總有例外，在野生動物中，社會性較強的物種往往可以跨越大限，享有很長的晚年，人類便是當中的表表者。

《黃帝內經》有云：「女子七歲，腎氣盛，齒更髮長；二七（二七一十四，即十四歲，下同）而天癸至，任脈通，太衝脈盛，月事以時下，故有子；三七，腎氣平均，故真牙生而長極；四七，筋骨堅，髮長極，身體盛壯；五七，陽明脈衰，面始焦，髮始墮；六七，三陽脈衰於上，面皆焦，髮始白；七七，任脈虛，太衝脈衰少，天癸竭……」

5　研究顯示，生殖年限過後的野生動物也會有如同人類女性一樣經歷荷爾蒙和細胞組織轉變，即是說牠們一樣會有更年期，但人類之後還有漫長的晚年，假設壽命的上限（即最高可能壽命）是一百二十年，而收經（或更年期，menopause）發生在五十歲左右，換句話說，人類一半以至大半的生存期也是缺乏生殖能力的，這現象在動物界是絕無僅有。

亦有云：「丈夫八歲，腎氣實，髮長齒更；二八，腎氣盛，天癸至，精氣溢，陰陽和，故能有子；三八，腎氣平均，筋骨勁強，故真牙生而長極；四八，筋骨隆盛，肌肉滿壯；五八，腎氣衰，髮墮齒槁；六八，陽氣衰竭於上，面焦，髮鬢頒白；七八，肝氣衰，筋不能動；八八，腎臟衰，精少，天癸竭……」

由此可見，人類的生殖機率並非一個固定值，而是隨著年齡改變，從出生到發育完成之前的階段，生殖機率會保持在零，直到發育成熟後（即天癸至），這數值才會漸達頂峰然後持續高企十數年，跟著便逐步回落，最終回歸到接近零（天癸竭），以上歷時數十年的，便是人類的生殖年限。然而，在生殖年限過後，人類仍有繼續生存的能耐，甚至多活數十年直至衰老，這與其他野生動物鮮有晚年期的常態截然不同。

考古學家曾分析古人類的出土骸骨或化石，發現他們大都英年早逝（即是無異於一般野獸的模式），直到距今三萬年前的舊石器時代晚期，才出現屬於老者的骸骨，故推斷那是人類開始發展出老年期的階段。當然，造就壽命延長的，除了先天因素，後天影響譬如強化了的社群性與防禦力也是舉足輕重的。

促使人類延壽，是一種特殊的天擇模式：族系篩選（group selection）。

在原始世界，每個部落便等同一個個體，整族人共同進退、共同存亡，蠻荒世界充滿很多不明朗因素，當面對突發事件，如果不懂變通，整族人可能就此完蛋。部落的存亡，是取決於族人過往累積的經驗，例如上次沒有獵獲時可以吃甚麼野果或野菇充飢、十年前的大風雪到過哪個山洞棲身、二十年前那次大乾旱在何處發現水源、三十年前動物如何反常地遷徙……

族人中最能應付危機的，往往是經歷過逆境的老人，亦即傳說中的「長老」，如果領導部落是經驗豐富的長老，族人的生存機會也可因而整體提升。老人擁有經驗和知識，是令整個部落戰勝大自然的關鍵，而且年紀愈大閱歷愈豐富，結果，長壽便成為天擇中有利的因素。

原始部落的適應力以至生存及繁衍機率，都是取決於族長的經驗與見聞，由老練者帶領的部落，才能克服逆境壯大起來，並逐步取代較弱的族群（及他們的遺傳因子）。這特殊的紐帶模式結果把演化方向來個一百八十度大逆轉，理論上，天擇的目的不是延長個體的壽命，但族系篩選竟奇蹟地克服了這自然定律，容許族群中的老者免受淘汰。族人愈具備長壽的基因，便愈有利部落生存和繁衍，使整體成為適者，令他們長壽的優勢傳承及繁衍開去。以族系篩選主導的演化模式，最終令人類的壽命得以逐漸延長。

這套「反常」的天擇效應，也偶爾發生在其他社會性強及會以祖母身份照顧幼小的動物之中，例如象、大猩猩、鸚鵡、鯨魚等，牠們跟人類一樣，享有較長的後生殖期或老年期。人類女性每胎雖只會產一子，但幼兒的成長及依賴期是以年甚至十年計，所以一個母親往往要同時照顧數個子女，假使外祖母健在的話，正好可以攤分女兒沉重的擔子，令孫兒能夠更健康地成長。憑著「祖母效應」（grandmother hypothesis），部落的嬰孩存活率及整體繁衍能力結果得以提升，那亦成為天擇中一項優勢，帶動族人壽命延長，令女性在收經後仍能享有漫長的晚年。從另一角度，縱使年長女性已沒有生育能力，但她們的基因早已散落在族群之中，因此，保護族群，協助族群繁衍，便等於保護自己的基因，和協助自己的基因繁衍。

天擇的盲點：遲顯性疾病

一次主持研討會時，筆者問學生：「中風最重要的誘因是甚麼？」（在下偶爾也會正經起來。）

同學們逐一作答：「高血壓。」

「很好，但差少許。」

「吸煙。」

「不對。」

「飲酒。」

「錯。」

「肥胖。」

「不是。」

「糖尿病。」

「不是，請繼續。」

「高膽固醇。」

「也不是。」

「家族歷史。」

「不可算是對。」

「心房纖顫（atrial fibrillation）。」

「很好，但不是。」

「頸動脈粥樣硬化（carotid artery stenosis）。」

「很好，但也不是。」

「顱內血管粥樣硬化（intracranial atherosclerotic disease）。」

「仍然不對。」

「易血栓狀態（prothrombotic state）。」（已鑽入牛角尖）

「非也。」

「高胱胺酸（hyperhomocysteinaemia）。」（好像愈扯愈遠了……）

我終於揭開謎底：「沒錯，高血壓、吸煙、心房纖顫、頸動脈粥樣硬化等，確是誘發中風的風險因素（risk factors），但全部都並非最重要的誘因。

「中風最重要的誘因是甚麼？答案是：年齡——比起年長，以上所有風險因素都僅屬其次吧了。不止中風，差不多所有主要病症，其實也與年長有關。」

現今社會大部分疾病都是集中在晚年發生，尤其是慢性病及致命的病症，這現象在演化醫學上有甚麼含義？

除了外來的危機，另一股強大的篩選壓力是來自疾病。無可否認，大部分自發性疾病（即並非由外在因素如感染、寄生蟲、環境傷害、毒害等造成的疾病）都有若干的遺傳性，在自然環境裡，一個病者的生殖力當然會遠遜於健康的同類，不均等的生殖機率令前者的基因難以在族群中延續下去，假以時日，天擇效應便會把致病的基因也一併剔除，直至相關的疾病絕跡為止。

物種繁衍引發的篩選壓力也會隨著生殖機率在年青時增至最強，令天擇可以有效刪除這段年紀的自發性疾病，但天擇的力量會隨著之後的生殖機率下降而減少，令遲顯性的致病基因（即是於生命後期才出現的自發性疾病所有關的基因）免被刪除，成為漏網之魚。這天擇的「盲點」亦解釋了為何常見的自發性疾病譬如心臟病、糖尿病、癌症等多數在中年後才發作出來[6]。當然，要患上遲顯性疾病，先決條件是壽命要夠長，才有可能現形。

族系篩選間接延長了人類的壽命，年輕時不均等的繁殖機率，也從人類族群中剔除了不少致病基因，但在生殖年限過後，篩選壓力便難以為繼，結果無法有效刪除各種遲顯性疾病。

簡單來說，上帝只預留了三至四十年給人類成長和傳宗接代，在這限期裡，天擇會發揮力量，把我們的健康推至顛峰，限期過後，即是天擇能力範圍以外，篩選壓力便會消失，致令我們的健康不再受到庇蔭，因為身體是好是差已經與自身的繁衍無關了。年紀愈大健康便愈壞，在大自然及物競天擇的法則中其實一點也不意外——三十年的財政預算硬要用上七八十年，後果顯而易見。

歲月不饒人，老了便會生病，縱使無奈，我們也只好坦然接受。

6 在人類演化過程中，可能曾經出現不少中年或年輕人會患上的自發性疾病，但天擇早已把這些疾病篩除得七七八八，剩下或許便是我們口中的「罕見病」。

腦科奇案之退化病

「林教授，早晨。」

「阿溫，咁啱撞到你，有嘢想請教。」

「豈敢，豈敢，林教授提出的學術性問題，每每考起我們腦神經科，不被問到口啞啞已算萬幸。」

「你們特別多退化症（neurodegenerative disease），影響中樞神經，亦有影響周邊神經，箇中病因可以怎樣解釋？」

「林教授，能完滿解答以上難題，恐怕只有諾貝爾獎或邵逸夫獎得主，不過我有一個想法。

「常見的特發性（idiopathic）神經系統退化病有認知障礙症（俗稱老人癡呆症）、肌萎性側索硬化症（amyotrophic lateral sclerosis，俗稱漸凍人症）、柏金遜症（俗稱柏金遜症），分別影響大腦皮質、脊髓與周邊運動神經，以及大腦底核相關的神經迴路。觀察所見，就算健康和沒患上認知障礙的長者，他們腦細胞也會隨著年紀逐漸減少；再者，若干比率的老人家會有某程度的柏金遜症狀（但不足以構成疾病），而且愈年長便愈普遍，很多年邁者也會出現近似肌萎性側索硬化症的四肢肌肉退化。依在下愚見，所謂腦神經退化症，根本是人類的正常生理現象，只要活得夠長夠久，例如一百二十歲、一百五十歲，能構成病態的神經退化也必然發生，猶幸我們壽命平均只有八九十年，未及等到病發肉身已挨不住死掉了。

「然而，由於某些不明原因（即特發性；醫生會慣性將其歸咎於遺傳、基因等），部分人會『未老先衰』，令退化的症狀在有生之年意外地顯現出來，遇到這些個案，醫生便會解讀為認知障礙症、肌萎性側索硬化症 、柏金遜症等『疾病』了。」

「你說的雖有點牽強和 speculative，但總好過唔識答然後望住我傻笑。」

「嘻嘻，都係多得教授手下留情啫。」

Chapter 7

痛風症與走出世界的人類

天地不仁，自然界一次又一次的樽頸，大刀闊斧地汰弱留強及將族群重塑，推動物種演化的，就是這無情的機制。

患者：	暴龍哥
年齡：	三十八歲
診斷：	痛風症（gout）
病徵：	急性關節發炎，紅腫劇痛，有復發性，每次發作通常影響單一及較周邊關節（如腳部拇趾、跗骨關節、足踝、手指、手腕等）
直致病因：	飲食過度豐盛，尿酸超標
究極原因：	物種對抗乾燥氣候或避免脫水的優勢

暴龍哥（化名），典型港產八十後，生逢亂世，歷盡多少高山低谷，及幾許壯志未酬，逐漸地，初心亦如初戀一樣，消磨成幼稚的回憶。

生而為人，到底有甚麼意義？對此，暴龍哥可提供肯定的答案：「當然是搵食至上，返工至上，若果飯碗不保，莫講做人，做鬼都唔靈啦。信我，哥是過來人，人生在世奔波忙碌，無非為了吃、喝、玩、樂、玩（註：第二個『玩』作陰上聲調，發音同『挽』）。」

這便是暴龍哥的人生哲學。

上班等下班，下班後，暴龍哥如常伙同手足速龍哥（都係化名）與雷龍哥（仍然係化名），到深圳吃至愛的海底X和歎冰凍啤酒。

是夜，飲飽食醉的暴龍哥在被窩呼呼大睡，午夜夢迴間，他突感右腳傳來陣陣刺骨奇痛，掀開棉被一望，但見腳趾公的根部竟紅腫脹痛起來，就像那……對！久違了的車厘茄（聽說是很健康有益的蔬果）。

翌晨，暴龍哥趕緊到李醫師（化名）的醫館求診，一番望聞問切後，李醫師已得出診斷：「兄台，閣下患的是痛風。」

「痛風？」

「然。風者，行蹤飄忽，來去不定也，即是會時好時壞，無定向地吹到這裡又吹到那裡。兄台今趟病發在右拇趾，假使治理不當或沒小心戒口，難保他日不會復發並轉移到其他位置，影響左腳、足踝，甚至膝蓋、手指、手腕、手肘。」

「那麼，痛風等同類風濕嗎？」

「類風濕關節炎（rheumatoid arthritis）在中醫學上可歸類為痺症，成因是外邪如風、寒、濕、熱等入侵，加上患者本身肝腎虛弱，以致經絡受阻，氣血滯澀，引發關節廣泛疼痛、腫脹、僵硬。

「至於痛風，其多為間歇發作的急性關節炎，每次病發通常只影響單一關節如手指、腳趾、手腕、足踝等，之後便消失無蹤，直至下次復發。相比下，類風濕則是多關節並發，症狀比痛風持續，手尾也較長，屬難治病。

「此外，非關痛風還有退化或勞損性關節炎，亦會造成肢體負重點的慢性痛症，好像腰椎、頸椎、髖關節、膝關節等，但其症候與痛風有一定差異。」

「明白，如果長期腰背痛、膝痛，也大概不是痛風。」

「但嚴重的痛風亦會破壞關節，引致慢性發炎、結石（tophi）沉積和關節變形，甚至血脈瘀阻，津聚痰凝，最終影響臟腑。讓老夫給你開幾服祛濕、化痰、消瘀的處方，預計痛風不消數天便會好轉，但最重要是注意戒口、戒酒，以免傷及脾腎，不然就麻煩了。」

「暴某謹遵大夫教誨，服藥和從此戒口、戒酒。」

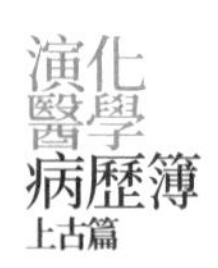

痛風症的直致病因

痛風症是一種結晶性關節病（crystal arthropathy），患者如暴龍哥多是由於血液中尿酸（uric acid）過高，以致溢滲進關節裡，尿酸與鈉離子結合後，便會凝聚成細針狀的微晶體（monosodium urate crystals，單鈉鹽尿酸結晶），引發急性關節炎。不難想像，當事人病發時，患處會紅腫劇痛非常。

痛風初患，受影響通常是單一關節（monoarticular，約佔六成），其餘四成則為兩至三個關節（polyarticular）同時發作，最經常出現痛風症狀的位置是腳趾公，即拇趾根部（metatarsophalangeal joint of hallux，約佔七成半首發個案），其次是足踝或腳掌的跗骨關節（tarsus）和膝關節（分別佔三成半及兩成首發個案，按：受痛風影響多屬較小或身體邊陲的關節，因為四肢遠端溫度低於接近軀幹的部位，而尿酸在低溫的環境較易凝結，所以痛風通常在遠端小關節發作）。痛風的症狀一般持續三至十天（適當的治療能加快其痊癒），之後關節便會回復正常及沒有痛楚，但若干日子尤其像暴龍哥般豪飲豪食後，就有痛風復發的危機，影響其他或更多關節，即是像風一樣驟然而至又驟然吹到其他位置。

不過，假使患者沒有正視飲食習慣（或其他病因，詳見下文）令尿酸持續高企，及痛風重複發作後，假以時日，原本間歇性才出現的問題，便有可能演變為持續性或慢性關節炎（chronic gouty arthritis 或 tophaceous gout）。這時，尿酸會沉澱成頑固的結石，影響多個小關節甚至平日不常病發的大關節，並逐漸增生，慢慢蝕入關節軟骨以至骨質結構，造成永久的侵蝕性破壞。尿酸結石亦會積聚在關節附近的肌腱、滑膜、滑囊及其他軟組織，但最嚴重是尿酸沉積到腎臟，那便有可能併發腎結石甚至慢性腎衰竭，後果堪虞。

大多數痛風個案也可歸咎於當事人不節制的飲食習慣，尤其長期多肉少菜、餐餐大魚大肉的「人形食肉獸」，這類患者以中年男性或長者居多，除了尿酸超標（hyperuricemia），他們也經常吃出肥胖、高血脂、高血壓、高血糖（俗稱「三高」）及心血管病等問題。

都市病謬誤篇：高尿酸便等同痛風症？

尿酸指數超標在都市人中十分普遍，亦是大家茶餘飯後的熱門話題，但很多人卻誤解了「高尿酸」、「關節痛」和「痛風病」的關係，尤其體檢偶然發現尿酸偏高，然後就以切身經驗侃侃而談的先生女士們。

事實上，並非每個驗出高尿酸的都會患上痛風，每十名尿酸超標者中，只有一個會出現痛風症狀，故此，「關節痛加高尿酸等同痛風」並不是正確的觀念，畢竟，人到中年後，關節痛（成因多為關節退化、肌腱勞損或與不正確坐姿有關的腰酸背痛等）和尿酸超標（那源於多年來沒節制的飲食習慣）都十分常見，兩者同時發生實不足為奇，而非事必有因果關係。

痛風具備特定的症狀和併發症，除了痛風，關節痛還有很多成因，好像類風濕關節炎、退化性關節炎、關節受傷、筋骨勞損等，雖然這些關節問題也會引起痛楚，但臨床上卻與痛風有頗大區別。

假如關節痛或只是腰酸背痛然後驗血發現尿酸偏高，甚至沒有關節問題但體檢報告顯示尿酸超標，就隨隨便便標籤為「痛風」或「尿酸痛」，結果只會引起不必要的擔憂和誤導治療方向。

一般而言，如果沒有痛風症狀，單單發現尿酸超標未必需要服藥或接受醫學治療，但對高嘌呤量食物（見下）或酒類還是少吃少喝為妙。尿酸指數的高低，某程度上也反映了當事人飲食及生活習慣是否健康，將其視為一個間接的指標或警號，實也無可厚非。

尿酸是嘌呤（purines）的代謝轉化物，主要源自肉類或進食動物的內臟，其他高嘌呤食物還有魚卵、沙甸魚、鯖魚、鯷魚（anchovy）、貝殼類海產、乾豆類、菰類、菠菜及鮮露筍等，過度進食後，當中的嘌呤會被轉化成尿酸。尿酸需要靠腎臟經尿液排出體外，假使血液中尿酸過多令腎臟不勝負荷，便有可能溢滲進關節造成結晶體及痛風症了。再者，尿酸排放是取決於尿液的酸鹼度，尿液愈鹼性，尿酸便愈易溶解，排放也愈多，但若然像暴龍哥那樣火鍋加啤酒放題，由於酒精會令尿液變得酸性，減低尿酸溶解度並阻礙尿酸的排放，結果會導致血液中尿酸濃度飆升，引爆痛風發作，故患者應盡量避免飲酒[1]。

本身患有慢性腎病也是痛風高危，腎功能衰退會令人體難以排放尿酸，除了併發關節炎，積存的尿酸更會形成惡性循環，進一步破壞腎臟。

1 酒精增加肝臟細胞代謝亦是急性痛風的成因。

除了食物來源，嘌呤和尿酸其實也是人體置換自身細胞時的副產品，生成新細胞及分解舊細胞的過程會釋放出不少核酸（nucleic acid），核酸繼而轉化成嘌呤然後尿酸。我們通常能應付這些自體的尿酸，但假若患上令細胞翻折率增加如骨髓增殖性疾病（myeloproliferative diseases，包括骨髓性白血病、骨髓纖維化症、真性紅細胞增多症、多發性骨髓瘤等），隨著病變細胞大量生成及分解，體內嘌呤和尿酸的負荷及併發痛風症的風險亦會因而大大增加，尤其進行化療後，當化療藥物短時間內摧毀大量病變細胞（tumor lysis syndrome），內裡的核酸和嘌呤便會像崩堤洩洪那樣一下子盡數釋出，令血液中尿酸濃度驟然暴升，引發多關節急性痛風，更甚者完全癱瘓腎臟，造成急性腎衰竭。

痛風症的另類患者

歷史上首兩宗已知痛風症案例可追溯至白堊紀時期（Cretaceous Period，距今一億三千五百萬至六千三百萬年前），患者分別為編號 DMNH 33665 和編號 TMP 92.36.328 的暴龍（*Tyrannosaurus rex*）——沒錯，患病的是恐龍，不是人類。

恐龍已滅絕了六千多萬年，科學家只能憑牠們的化石推敲其生態，以及病態。1997 年，美國俄亥俄州的風濕病學家 Bruce Rothschild 聯同美加兩所博物館在科學期刊《自然》發表論文，講述他們研究了 84 件暴龍上肢及腳部包括前爪指骨或腳趾骨的化石後，竟在當中兩個樣本找到一些有趣的「病徵」。

首件樣本為美國南達科他州出土編號 DMNH 33665 的暴龍右

上肢，其拇指及食指掌骨遠端（按：暴龍每邊只有兩根手指）分別出現了直徑 11.5 × 9 毫米及 7 × 5 毫米的泡狀凹陷，旁邊更有骨骼增生的痕跡。此外，加拿大艾伯塔省出土編號 TMP 92.36.328 的暴龍趾骨化石也有如同 DMNH 33665 指骨上的凹陷與周邊增生。作者考慮過以上病變的鑑別診斷，包括各種關節炎、關節感染、骨瘤等，並與人類病理樣本對比，得出結論是化石上的表徵跟痛風造成的侵蝕性關節病變極其脗合，故推斷暴龍 DMNH 33665 及暴龍 TMP 92.36.328 均曾患有痛風症而且併發了慢性關節炎，尿酸晶體在牠們手指及腳趾關節間沉積成結石，繼而慢慢蝕進骨質裡，造成一個個凹陷位。數千萬年後，雖然暴龍早已消失，但牠們罹患痛風的烙印卻透過化石流傳後世，讓古生物學家有所稽考。

二十一世紀的暴龍哥（人類）因飲食沒有節制尤其高嘌呤食物而得上痛風，估計白堊紀的暴龍倆（恐龍類）也是病從口入。

就如所有男生，筆者小時固然是恐龍迷一名，每逢小息必定跑到圖書館翻閱恐龍的參考書（雖然來來去去也是那十多本），強記下每種恐龍的名字（譬如暴龍、速龍、雷龍）及特性，便能在男生間炫耀一番。暴龍大多被形容為白堊紀地上最強霸主和食物鏈頂端的獵食者（apex predator），當年最令筆者印象深刻的，是暴龍與三角龍（*Triceratops*，多數小朋友也認定牠是最有型的恐龍）狹路相逢的故事，兩頭逾十噸巨獸二話不說便開打起來，一時間殺得天昏地暗、日月無光。這場世紀大戰的結局是暴龍與三角龍雙雙戰死，最終成為滿佈傷痕的化石，留給後世小學雞無限想像空間。數十年後，電影《侏羅紀公園》也有一幕講述暴龍誤闖人類世界（相信史匹堡也是小學雞恐龍迷之一），在街頭獵殺途人，一啖一個，總之見人就殺，殺無赦。

然而，愈來愈多證據顯示，暴龍未必如兒童讀物或電影所說那麼擅於獵殺，牠們專長其實是掠奪。

無可否認，暴龍顎骨和巨齒的威力在動物界可謂冇得輸，但牠們整體結構卻有很多缺點，比方說，典型的獵獸（如鷹、隼、獅、虎）都有非常敏銳的視力，但化石顯示暴龍眼窩奇小，而且大腦視覺皮質區也不甚發達（按：憑顱骨化石倒模出的腦部形態得知），估計暴龍缺乏具優勢的視力，故非高效獵獸。再者，暴龍的走路方式也相對笨拙，古生物學家根據牠們重量、體高和腿骨長度推算，得出暴龍的最高步速只有每小時20公里，遠遠低於其他獵獸甚至獵物。

不過，暴龍優勢是大塊頭和惡形惡相，最適合當掠奪者，牠們每天會在地盤巡邏，一旦發現其他肉食恐龍有所獵獲，便會暴走過去趕跑對方，然後執其二攤大快朵頤。一般來說，掠奪者食用的多為獵獸吃剩的「下欄」（offal），因為獵獸已搶先一步享用了獵物最鮮美的肉，殘羹便留給掠奪獸果腹，估計暴龍平日吃的大部分也是內臟、骨髓等高嘌呤「不健康」食物，落得尿酸超標和患上痛風症實不足為奇。

痛風症的究極原因

除了人類代表暴龍哥和史前代表暴龍，痛風症也見於其他物種，好像部分靈長類如猩猩和長臂猿，爬蟲類如鱷、龜及雀鳥等。與人類一樣，這些動物之所以得上痛風，是因為牠們都缺少了分解尿酸的生理機制。

上文提及，我們飲食中的嘌呤會被轉化成尿酸，若過度進食高嘌呤食物，便容易造成尿酸超標和併發痛風，人類如是，蜥蜴、雀鳥等也大致如是（按：人類處理及生成尿酸的機制也異於牠們，詳見下文）。然而，以上（包括人類）只屬生物界的小眾，環觀地球大部分動物，在正常情況下都不會尿酸過高和得上痛風症，而物種罹患痛風與否，是取決於一種叫尿酸氧化酶（urate oxidase）的酵素。

尿酸氧化酶功能是把尿酸分解成尿囊素（allantoin），繼而再分解成尿素（urea），比起尿酸，尿素和尿囊素都有高水溶性，故能輕易經尿液排出體外；相反，低水溶的尿酸容易在體內存積。尿酸氧化酶是芸芸動物恆常的酵素（人類、猩猩、長臂猿、爬蟲類、雀鳥等物種除外），由於擁有分解尿酸的能力，所以牠們普遍不會積聚尿酸和罹患痛風。

換句話說，痛風症並非自然界的常態，因為絕大部分動物都能自我分解尿酸，那有別於鳥類、部分靈長類和爬蟲類，這幾類動物由於某原因天生缺乏尿酸氧化酶，故此不能進一步消弭飲食得來的尿酸，唯有勉強腎臟將其直接排出體外，這特殊生理情況結果構成個別物種包括人類容易罹患痛風的風險。鳥類是獸腳目恐龍（theropods，暴龍也屬這恐龍亞目）的後代，以此推斷，鳥類的祖先暴龍出現痛風，大概也是由於缺乏了尿酸氧化酶。

人類不能分解尿酸和缺乏尿酸氧化酶，要追溯到一千三百萬年前一次基因意外，當時，地球上仍未有「人類」這種生物，我們祖先仍是以猿的姿態存在著，科學家稱這生物屬 *hominidae*（除了人類，這個分支的後代還包括猩猩屬、大猩猩屬和黑猩猩屬，以及曾經存在但已經滅絕的多種遠古猿屬及人屬生物）。一般動物體內的尿酸氧化酶是由 *UOX* 基因轉錄及轉譯而成，人類匱乏尿酸氧化酶是源自 *UOX* 基因的缺損。科學家以基因異變速率估算，距今約一千二百九十萬年前，人類祖先的猿屬生物因一次肇始基因異變令 *UOX* 失效，以致牠們及遺傳了牠們基因的子孫或衍生的猿類及人類分支再也不能產生尿酸氧化酶，幸好這錯誤不致構成短時間內死亡，但從猿屬共祖演化出來的人亞科生物（*homininae*，現存有人類、大猩猩、黑猩猩與倭黑猩猩）也因此承襲了不能分解尿酸的缺點[2]，及罹患痛風的風險（按：人亞科近親的長臂猿科分支是因另一宗無關並更古老的分子異變事件失卻 *UOX* 功能[3]，而影響爬蟲類與鳥類的肇始異變估計發生於距今兩至三億年前的三疊紀或更早期）。

簡單來說，痛風的誘因其實是人類生態的一部分，在演化過程中，我們的遠古猿類祖先因一次基因異變丟失了分解尿酸的能力，這雖不足以致命，但猿類以至之後的人類自此便成了容易罹患痛風的高危族。當然，病發與否，還要取決於當事人（及當事猿）的生活與飲食習慣等後天因素。

2 就像類比鳥類與暴龍，我們僅能推測但無法證實已滅絕的遠古猿屬及人屬生物有否 *UOX* 基因的異變。

3 人亞科不能分解尿酸是由於 *UOX* 基因中第二外顯子的一個無義異變（codon 33（CGA→TGA）；TGA 是 DNA 中典型的終止碼，能熔斷及後信使 RNA 與多肽鏈的轉譯，致令尿酸氧化酶無法完整構成），而長臂猿科則由同是第二外顯子卻與前者無關連的異變引致（codon 18（CGA→TGA）），兩組異變雖屬獨立事件，但結果均是尿酸氧化酶的失效。

不能分解尿酸成天擇優勢

吃多喝多會關節痛，更甚者造成永久關節病變和腎衰竭，從表面看，引致痛風的 *UOX* 基因缺陷似乎有百害無一利，然而，不能分解尿酸這缺點，在天擇效應下其實是個優勢，更間接造就了地球史上最強生物的崛起（嚴格來說是兩種最強生物的崛起）。

現代的爬蟲類與鳥類在生態上雖然迥然不同，但牠們有個共通點——缺乏尿酸氧化酶和分解尿酸的能力，科學家更在兩者的 *UOX* 基因中找到相同的異變分子列序，證實兩個動物綱根本源自同一共祖生物。估計相關的 *UOX* 基因異變事件發生於距今兩至三億年前，自此，該共祖生物演化出來的所有物種分支也會因 *UOX* 失效而不能分解尿酸，那包括現存的鳥類、鱷魚及其他爬蟲類。不過，這共祖最成功的分支是在三疊紀（Triassic Period，距今二億五千一百萬至二億零一百萬年前）發跡，然後橫行大地億餘年的恐龍。

在悠長的地球史上，地理結構與氣候形態會不斷改變，今天，我們知道有五大洲和南極洲，但在二億五千萬年前的三疊紀，這些陸地板塊仍是聚在一起，形成一個超級盤古大陸（Pangea）。除了大陸邊緣的海洋性氣候，幾乎整個內陸地帶也極度乾旱，要在如此嚴酷環境生存，必須具有絕佳的耐旱能力。

三疊紀初期，地上有兩大綱目的古代獸類——自二疊紀（距今二億九千九百萬至二億五千一百萬年前）中期的主流陸上物種獸孔目動物[4]（*Therapsida*）和新冒起的初龍類動物（*Archosaur*），牠們雖不至於像暴龍和三角龍那樣殺個你死我活，但在物競天擇的洪荒世界，只有適應力強者才能存活下去。獸孔目與初龍類，最終脫穎而出是初龍類，牠們演化出來的分支恐龍目（*Dinosauria*）與翼龍目（*Pterosauria*）及相關的鰭龍目（*Sauropterygia*，同屬主龍形下綱的分支）更雄霸了三疊紀以至及後侏羅紀與白堊紀的海、陸、空世界近二億年，而助牠們成就霸業的，可能是一個基因缺陷——*UOX* 異變與相關的尿酸氧化酶失效。

但凡動物，也要依賴進食維持生命，人類如是，獅子老虎如是，恐龍也如是，但消化食物的過程除了產生養分，也會製造若干分量的代謝物，代謝物一旦積聚便會構成毒性，所以必須盡快移除。比方說，身體從糖分、澱粉質等碳水化合物提取熱量後，便會得出代謝物二氧化碳和水，這些代謝物只需經呼吸和尿液直接排走便行。

相比下，進食蛋白質後的過程便沒那麼簡單了，當中會產生氮化代謝物（nitrogenous wastes，或氮廢料），不同物種會有不同渠道將其清除，好像魚類會把氮化代謝物轉化為氨（ammonia，

4　「獸孔目」的「孔」大概指顳顬孔（infratemporal fenestration），那是爬行型類脊椎動物及其分支的顱骨兩側的開孔結構，獸孔目屬合弓綱（*Synapsida*），即顱骨每邊只有得一個開孔，雙孔亞綱（*Diapsida*）則每邊也有兩個開孔，鳥類與古代的恐龍皆屬雙孔亞綱。

又名阿摩尼亞）經皮膚排到水裡，哺乳類則是依靠變換成尿素（urea）經尿液和腎臟清除氮廢料。至於鳥類和爬蟲類，我們統稱 uricotelic organisms（尿酸性動物，按：非脊椎類還有其他尿酸性動物，但本文暫且按下不表），牠們會將氮廢料轉化成尿酸，然後直接從腎臟排出。

哺乳類以尿素轉換清除氮化代謝物，鳥類和爬蟲類則是依靠尿酸轉換，構成這個分野的，除了基本的代謝途徑，還取決於物種是否擁有轉化尿酸的最終酵素，沒錯，那酵素便是尿酸氧化酶（及其正常運作的 *UOX* 基因）。這分野更可追溯至二億多年前的三疊紀甚至更早，當時，擁有尿酸氧化酶的是獸孔目，而缺乏尿酸氧化酶便是初龍類，千萬年後，前者演化成哺乳類，初龍類則分支為偽鱷類與恐龍類，後者即今天鳥類的始祖。

續談恐龍前，且讓筆者先岔開話題。假若閣下是駕車一族，及假若閣下不慎將坐駕停泊在大樹、燈柱或路牌下，時間一久，除了有被抄牌的風險，車頂和車頭蓋也會佈滿白色或淺灰色、呈牙膏狀的「雀屎」。據講雀屎帶酸性和腐蝕性，必須盡快清洗，否則會永久傷及車漆。然而，大家對鳥類排泄物似乎有點誤解，那些一督督白色的，其實並非雀屎，而是雀尿（嚴格來說是屎加尿）。

就人類及其他哺乳動物的生理結構而言，我們是屎尿分明，大便經肛門而小便是經陰部的尿道排出，但鳥類大小便只有一個叫泄殖腔（cloaca）的單一出口（大家品嘗雞屁股時大可順道研究一下這結構），結果是，雀屎雀尿在泄殖腔中混和，然後大小便不分地一把撒在閣下車頂上。常識告訴我們，尿是液態而糞是固態，所以當大家看見車頂上固體或接近固體的排泄物，就自然聯想到是糞便，但假使環觀包括鳥類及其他尿酸性物種，這常識便未必成立了。

尿素是哺乳類氮廢料的最終產物，水溶後經尿液排出，所以牠們的尿呈液態。但鳥類（及其他尿酸性動物）是以截然不同的代謝法門清除氮廢料，氮廢料會被轉化成尿酸，由於牠們缺乏尿酸氧化酶，故此尿酸不會被進一步分解，而是經腎臟直接排出，尿酸有低水溶性，所以鳥的「尿液」是接近固體的糊狀（而非液態），我們將其誤解為糞便實情有可原。

比起液態排尿，以非液態排尿固然能大大減低過程中的耗水量，其帶出的優點是可以增強物種抵受乾旱氣候的能力，故此地球上很多耐旱生物如龜、蜥蜴等都屬非液態排尿的尿酸性動物。以此推斷，鳥類的祖先恐龍消化氮廢料和排尿的方式也應近似牠們的後代，及因此具備耐旱的特性。適者生存，憑著這天擇中的優勢，恐龍（及其他初龍類分支）得以將領域擴展至乾旱的內陸地帶，更逐漸取代了主要競爭對手獸孔目，成為三疊紀以至及後侏羅紀和白堊紀（統稱中生代，Mesozoic Era）的地球霸主。

當然，處理尿酸和耐旱這些特性，只是恐龍征服地球眾多因素其中的部分，但在牠們滅絕數千萬年後，另一個本來不大起眼的物種，也是憑藉類似優勢，成為地球史上最新冒起的霸主（及終結者？）。

不能分解尿酸也是人類的強項

接上文，陸地上所有大型獸孔目生物在三疊紀遭恐龍淘汰後，唯有形態如鼠的遺族能夠存活，在恐龍橫行的世界，牠們只得瑟縮在土穴泥沼中苟延續命。

結果，這些獸孔目子孫一待便待了近兩億個寒暑，直至六千五百萬年前某天，牠們的機會終於來了！就如荷里活災難片的橋段，當日，一顆彗星在毫無先兆下突然撞落地球（亦可能是其他超級自然災難，史稱白堊紀—古近紀滅絕事件，Cretaceous-Paleogene Extinction Event），這引發了翻天覆地的環境和氣候轉變，所有恐龍類、翼龍類、滄龍類、魚龍類、蛇頸龍類（總之就是獸孔目的遠古宿敵）都因為適應不了而大規模死亡，滅絕過後，初龍一族結果只剩下威脅較小的鳥類和鱷類。

另一方面，自三疊紀的兩億年間，地球板塊已飄移至接近今天海洋分隔著五大洲的格局，到滅絕災難塵埃落定，地球回復到一個相對不太惡劣的氣候環境，尤其溫度與濕度，加上缺乏恐龍等天敵，正好讓蟄伏已久的獸孔目遺族乘時而起。再者，經過兩億年悄悄的演化，獸孔目已繁衍成全新的物種，這伙強勢回歸的，便是大家熟悉的哺乳類動物，趁著新生代（Cenozoic Era，繼恐龍時代即中生代完結後的古生物或地質年代）恐龍離席後的真空期，牠們迅速冒起，並因應不同生存條件演化成林林總總的哺乳類分支及形態，繼而進佔各大洲甚至海洋，但真正能適應所有環境氣候的，嚴格來說只有人類。

從熱帶雨林到戈壁沙漠，從西伯利亞冰原到大洋洲孤島，從中亞大草原到安地斯高原，促成人類伸延至地球每一角落包括多個因素，而當中不可或缺是優越的耐旱能力。我們雖非尿酸性動物，但也是借助了異常的尿酸代謝途徑，從而衍生出有利對抗乾旱的生理特性。

人類消化蛋白質的途徑無異於一般哺乳類動物，其產生的代謝物也是以尿素轉換然後經腎臟排出。除了蛋白質，氮化代謝物另一主要來源是嘌呤和核酸，包括外源（即從食物吃進的嘌呤）和內源（即自身細胞分解過程中釋出的核酸與及後的嘌呤）。一般而言，嘌呤會先被轉化為尿酸，再由尿酸氧化酶分解成尿素，然後經尿道清除，但人類由於缺乏有效的 *UOX* 基因和尿酸氧化酶，故此，嘌呤生成尿酸後便不能被進一步分解，而是靠溶化在尿液中直接排出。

在哺乳類轉化尿酸過程中，每個尿酸分子需要消耗兩個水的分子和一個氧分子，然後借助尿酸氧化酶將其分解成尿囊素。繼而，每個尿囊素分子需要加上一個水的分子，再透過另一酵素尿囊素酶（allantoinase）轉換成尿囊酸（allantoic acid）。接著，尿囊酸再要結合水的分子和透過尿囊酸酶（allantoicase），最終分解成尿素——似乎有點亂了……簡單來說，哺乳類分解和排泄尿酸的化學程序需要消耗大量水分，但若果像人類那樣天生缺乏尿酸氧化酶，以上各個轉化步驟都會被略過，人體亦因此能省下本應用作處理尿酸的水分，這結果令我們擁有比常規哺乳類動物優越的耐旱能力。除了人類，我們的猿類近親也具備同樣的特性。

在距今一千七百萬至五百萬年前的中新世中段至後期，隨著地質轉移，非洲及中西亞的氣候也發生了重大變化，由於從東而至的潮濕氣流被日漸形成的巨大山脈（即現今的喜瑪拉雅山脈）阻斷，令南亞、西亞以至非洲大幅的地段變得乾燥，原本廣闊茂密的雨林因此愈縮愈小，取而代之是大片的熱帶草原，令乘時而起的草食動物（grazers，如斑馬、牛羚等）急劇發展起來，但有人歡喜有人愁，要依賴樹林生活的果食及葉食動物（browsers）便閉翳了，包括我們的猿類祖先。

中新世初段是猿類的全盛時期，但隨著接下來的氣候與環境變遷，很多猿屬分支也適應不了而最終走上滅絕之路，只剩下少數包括人亞科能苟存下來，從 *UOX* 基因異變獲得的耐旱特性，可能便是他們在新環境賴以為生的救命稻草。

環境轉變會引發篩選壓力，繼而淘汰幾乎所有的族群成員，唯有一小撮適者能夠熬過逆境生存下來，假以時日，牠們便會再次繁衍壯大，在演化學上，這現象稱為樽頸效應（bottleneck effect；樽頸很難通過，但過得了便海闊天空）。天地不仁，自然界一次又一次的樽頸，大刀闊斧地汰弱留強及將族群重塑，推動物種演化的，就是這無情的機制，而幫助我們祖先通過樽頸的，其中便包括了 *UOX* 基因異變及其帶來的耐旱能力。

千百年後，從遠古倖存猿類演化出來的人類，仍有著祖先的 *UOX* 基因和尿酸氧化酶失效，這些原本是缺陷但意外成為優勢的，日後亦有助我們克服環境的限制，但代價是吃多了便會有偶爾關節痛的煩惱。然而，只要前者（*UOX* 基因異變及其帶來的耐旱能力）累積的好處勝過後者（尿酸氧化酶失效）的壞處，而且後者不足以致命時，尿酸氧化酶失效這缺點便會成為演化中的優點。

工欲善其事，必先利其器，機緣巧合和憑著歷時以百萬年計的天擇篩選，人類得以集齊整套裝備：有利遠程的直立行走模式（見〈Chapter 2 腰背痛與直立人〉）、卓越的腦袋和情報交換能力（見〈Chapter 4 盲腸炎與智人〉）、能在群體間結社和互相守望的社會習性（見〈Chapter 6 衰老、更年期與部落結集者〉），還有耐旱、耐熱等用以應付極端環境和氣候的體格，以上一切，令人類這個物種成為天生的遷徙者。

萬事俱備，只欠一個誘因。距今約六萬多年前，可能由於遠古火山爆發，或是其引起的全球氣候生態巨變，我們祖先得再次為了存活而被迫外覓資源，離開人類發源地非洲的老家（out of Africa），向世界邁開歷時數萬年的史詩式大遷徙。

他們首先進入西亞細亞，然後兵分兩路，第一路向西，逐步進駐歐洲，最終抵達西歐大陸、不列顛群島、北歐斯堪地那維亞半島等。第二路則沿阿拉伯半島海岸線進入印度，這支東行遷徙者之後再分道揚鑣，繼續向東的在距今五萬多年前到達印度支那半島、中國嶺南地帶和長江流域，他們便是現今中國境內最早的原住民。而向北的便穿越新疆進入中亞細亞，大概兩萬年前，他們抵達西伯利亞，然後南下進入蒙古、中國北部和黃河流域，成為中原最早的部落，亦即華夏民族（或炎黃子孫）。在印度支那半島的遷徙者之後再經海路抵達印度尼西亞，然後美拉尼西亞。約五萬年前，人類進駐澳大利亞，之後便是斐濟，新西蘭南、北島，玻里尼西亞諸島和太平洋其他島嶼。之前提及西伯利亞的遷徙者，在距今大概一萬

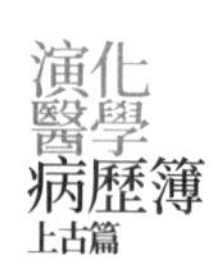

五千年前橫渡白令海峽抵達阿拉斯加，留在北極圈生活的成為因努伊特族，他們最終在格陵蘭重遇歐洲一路的遷徙者。至於從阿拉斯加南下的，便在數千年間輾轉擴展到北美洲和中南美洲，直至十六世紀打後，這些美洲原住民才碰上渡海而來的歐洲殖民者。

就是這樣，古人類遷徙者的足跡便踏遍地球每一角落，包括沙漠、冰川、極地、島嶼（南極大陸除外），成為繼恐龍以後天地間最成功的物種。

蚩尤的基因

遠古時代，中國大地有一伙茹毛飲血、窮凶極惡的野蠻民族，他們領袖蚩尤更是冥頑不靈，掌管中原的黃帝於是聯同神農將蚩尤收服，史稱涿鹿之戰。之後，黃帝對蠻族進行教化，傳授他們文明的生活方式，並改掉野蠻的行為和態度，偉大的華夏民族就此便誕生了……

所謂歷史，都是由當權者撰寫，立場難免偏頗，君不見史書中永遠是成王敗寇？然而，基因是不會說謊的，故此我們可從基因結構探索一個民族真正的起源。

基因學有一門叫溯祖分析（phylogenetic analysis），人類學家可憑基因某些中性遺傳標記，推算出人口結構的各個祖系源頭。類似研究最常用是Y染色體及線粒體（mitochondria）中的標記，兩者都是代代相傳，Y染色體能追溯父系源頭，線粒體則包含母系標記，當兩者並用，便可反映人口中父系及母系根源的分佈情況[5]。

中國有五十六個民族，當中佔最大人口比例是漢族，溯祖分析顯示，全國漢族都有頗為統一的Y染色體標記，即是說他們有共同的父系祖先，但很多南方漢人的母系標記卻十分接近雲南、貴州、四川一帶的苗、瑤、壯、侗等少數民族——基因分佈背後，是個悲壯的故事。

舊石器時代，遠古人類經中南半島進入嶺南和長江流域一帶，這些狩獵採集者是第一批中國的原住民。數萬年後到冰河時期完結，來自東北亞的新石器農人及畜牧者進駐了黃河流域，農業發展令他們迅速富強起來，之後便大舉南下拓展地盤，原住民眼見生活和土地被侵佔，自然激烈抵抗（即是官方所指「冥頑不靈」）。傳說

5 除了能協助醫療診斷及法醫鑑證，分子生物學另一主要用途是溯祖分析，即是以基因編碼的差異來釐定人口的祖系結構。溯祖分析一般利用中性的基因編碼（或稱種系遺傳標記，phylogenetic markers），這些標記是代代相傳，兩個族系就算失散多年，假使遺傳標記相近的話，科學家仍可推斷他們是源自同一祖系。換句話說，標記愈相似，血緣關係便愈接近，標記差距愈大，血緣關係也愈疏離。

遺傳標記中有兩組十分特別的編碼：母系的線粒體標記和父系的Y染色體標記。線粒體屬動物細胞的一種胞器（organelle），其特別之處是擁有獨立於細胞核的DNA，在受孕過程會連同卵子的細胞質（cytoplasm）直接遺傳給胚胎（而非透過常規的染色體分裂程序，詳見〈Chapter 1 壞血病與靈長類〉），反之，精子缺乏細胞質，所以胚胎獲取的父系線粒體極其量只是微乎其微。由此推斷，我們細胞內（絕大部分）的線粒體皆來自母親，而母親的線粒體即是外婆的線粒體，外婆的線粒體亦等於她母親及她外婆的線粒體……如此類推，所以只要確認線粒體的基因編碼，便能追溯族羣的母系血緣。

另一邊廂，父系的血緣則可循Y染色體的標記追查，Y染色體只為男性擁有，性質近似姓氏，傳男不傳女。比方說，筆者的Y染色體是遺傳自父親，父親的是遺傳自祖父，祖父的是遺傳自曾祖父，曾祖父的是遺傳自曾曾祖父，曾曾祖父的是遺傳自曾曾曾祖父……結果，由曾很多次祖父分支出來的男丁，也會有相近的Y染色體編碼了。

中的蚩尤、神農、黃帝，可能分別隱喻南方的本土狩獵採集者、及北方新進駐的農人和畜牧者（註：傳說黃帝有馴服百獸的本領），最終黃帝神農滅蚩尤，代表新參者趕絕原住民，及以農業和畜牧取代原有狩獵採集的生活方式。

外來者取代原住民在學術上稱為 demic diffusion（情況一如歐洲人進入美洲及澳洲），這種人口散播模式可從祖系的基因結構反映出來。在被征服的本土人中，男性不是遭殺害就是做了奴隸（死剩的都被邊緣化成為少數民族），女性便會被征服者「同化」來替其傳宗接代，故此漢人只有黃帝神農的父系基因，及蚩尤的母系基因；至於蚩尤的父系基因？ 唉，那已在歷史洪流中被灰飛煙滅了。

痛風的治療

現代醫學對治療痛風症有兩個方向，包括病發時的急性治療和長遠的降尿酸治療。

先講痛風發作的急性治療，其目的是短時間內替患者消炎止痛，療程通常只需維持數天，能用於治療痛風發作的藥物包括非類固醇類消炎藥、口服類固醇（systemic corticosteroids）或秋水仙素（colchicine），若是單一關節發作也可考慮在患處注射類固醇（intra-articular corticosteroids）。此外，介白素單株抗體（anti-interleukin-1 monoclonal antibody）包括 anakinra 和 canakinumab 亦是極度有效的關節消炎藥，後兩者屬昂貴的生物製劑，故只適用於一線治療難以控制的嚴重發炎。

以上的消炎藥都有可能引起副作用，所以只可作間歇及短暫使用，長遠來說，患者應接受降尿酸治療，減少痛風發作、阻止惡化成慢性關節炎及避免尿酸破壞腎臟。用於降低尿酸的藥物包括黃嘌呤氧化酶抑制劑（xanthine oxidase inhibitors，例如allopurinol和febuxostat，作用是封鎖嘌呤的代謝物次黃嘌呤和黃嘌呤被轉化成尿酸）、促排尿酸劑（uricosuric drug，例如probenecid和lesinurad，作用是抑制腎臟回收尿酸從而增加其排泄）和人工合成的尿酸氧化酶（rasburicase，其作用不需多說了）。當然，除了藥物，患者也必須正視日常生活，避免進食高尿酸或嘌呤類的食物和飲酒。

部分痛風患者只會在病發時看醫生，卻忽略了平日減低尿酸的措施，這治標不治本的做法是不恰當的，要不然數千萬年後，當考古學家（或到時地球上有智慧的生物）把他們的化石掘出時，也會找到暴龍那樣的侵蝕性關節炎。

後話

……

餓狼傳說

人類史上曾出現不少「舊約級[1]」瘟疫（pestilence），足以清空一座又一座城市：

一、古希臘雅典瘟疫（Plague of Athens）：公元前430年伯羅奔尼撒戰爭（First Peloponnesian War）雅典遭圍困期間，城內同時爆發疫症，令雅典人口消失了近三分一。瘟疫於公元前426年突然完結，其成因至今未明；

二、古羅馬安敦寧瘟疫（The Antonine Plague）：公元164年，神秘疫症首先在東征的軍旅爆發，翌年開始在帝國內擴散，公元166年蔓延至羅馬，根據零碎的文獻，患者會出現高燒、黏膜充血、腹瀉等症狀，到第九天皮膚長出紅疹便一律身亡。疫情於公元180年後開始減退，公元189年卻發生更猛烈的第二波，

1 猶太教義認為瘟疫（或疑似瘟疫）是上帝在執行天譴，以懲戒叛逆的子民及來犯者，《舊約聖經》便記載了多場這類殺傷力極其誇張的災難，下列舉數例：

一、埃及十災（〈出埃及記〉七至十二章，約發生於公元前1500年）的「畜疫之災」、「瘡災」、「長子之災」或與疫症脗合，死亡人數與經濟損失不詳；

二、以色列人離開埃及在曠野流浪期間曾爆發瘟疫（〈民數記〉第二十五章），引致二萬四千人病歿；

三、約公元前1100年，非利士人擊敗以色列人奪得約櫃後，亦把附帶的病原體一併擄回（〈撒母耳記上〉第五章），其引發的疫情波及亞實突、迦特、以革倫三個非利士城邦，患者身上會長出癰腫然後死亡，疫症更回流至以色列人領地伯示麥，殃及五萬多國民；

四、大衛在位後期，以色列從北（但城）至南（別是巴）舉國爆發疫症（〈撒母耳記下〉第二十四章、〈歷代志上〉第二十一章），三日間死了七萬人，唯耶路撒冷倖免於難；

五、約公元前700年，亞述帝國攻打耶路撒冷期間，其軍營卻爆發了集體猝死事件（〈以賽亞書〉第三十七章），十八萬五千精兵一夜間全滅，迫使他們拔營撤軍。

單是羅馬城的死亡人數便接近每天兩千，令這昔日世界之都旋即變成鬼域。經過兩輪疫情蹂躪，羅馬帝國損失了不下一成的人口；

三、居普良瘟疫（Plague of Cyprian）：羅馬帝國在公元三世紀再次出現歷時十六年的疫症，患者同樣有高燒、黏膜潰爛、屙嘔、嚴重脫水，並會四肢長滿壞疽，每年冬季至春季疫情高峰單日病歿人數可達五千。造成安敦寧瘟疫或居普良瘟疫的病原體至今仍是個謎；

四、建安二十二年瘟疫：東漢末年，中國屢遭大疫，張仲景統稱為「傷寒」，建安二十二年（西元217年）爆發的尤為猛烈，其殺傷力之大可參考曹植所撰悼文：「家家有殭屍之痛，室室有號泣之哀，或闔門而殪，或覆族而喪……」；

五、鼠疫：包括拜占庭帝國的查士丁尼瘟疫（Plague of Justinian, 541–542）、十四世紀歐洲黑死症（Black Death, 1346–1353）、十七世紀倫敦瘟疫（The Great Plague, 1665–1666）和十九世紀中葉至二十世紀初的亞洲大爆發，歷年命喪者超過二億（鼠疫的詳情容後再表）；

六、汗熱病（sweating sickness）：首在1485年出現於英國，患者先會喉痛、關節痛、高燒、大量出汗，繼而惡化至頭痛、頸痛、精神錯亂、昏迷等近似急性腦膜炎的症狀，病發數小時內已足以奪命。及後，英國幾乎每十年便爆發一波汗熱病，1528年當疫情傳至歐陸，彼邦遂將其直接喚作「英國疫症」（English sweat或拉丁文的*sudor Anglicus*，大英帝國外交部發言人有否嚴正抗議則不得而知）。1552年後，這神秘疫症又突然人間蒸發，從此消聲匿跡；

七、流行性感冒：有別於大家認知中的高傳播力、低致命率的季節性流感，近代曾出現多次非常嚴重的全球性流感大爆發，譬如1889至1892年的三波俄羅斯流感及1968至1969年的香港流感，兩場疫症死亡人數俱以百萬計。但史上破壞力最強的大流行要數一戰後期的西班牙流感，疫情首見於1918年初夏，最先在駐法或美國本土的軍營爆發（亦有說是來自遠東），西班牙當年非參戰國，故媒體能如實報道疫情，因此被冠名「西班牙流感」（與西班牙掛鉤實彰顯了該國媒體的開放透明，而非惡意污名化）。1918年8月，病毒隨軍旅調動傳到美國波士頓、法國布雷斯特和塞拉利昂的弗里敦，然後放射式地迅速蔓延全球，造成持續六個月及最強的第二波感染。西班牙流感第三波在翌年春天爆發，及後疫情便緩和下來，然而，兩載間染病而亡的人數估計超過二千萬，佔當年全球總人口百分之一；

八、嗜睡性腦炎（encephalitis lethargica）：該流行性腦炎於上世紀初1916至1927約十年間肆虐，全球達五百萬人染病，患者有嗜睡至昏迷的症狀，期間死亡率超過三成，即使痊癒也會留有近似柏金遜或其他運動障礙的後遺症。但到了三十年代，嗜睡性腦炎好像一下子便消失了，由於年代久遠，其真正病因已無從稽考。學者曾推斷嗜睡性腦炎是由同期的西班牙流感引發，但當2009年H1N1疫潮重臨（按：西班牙流感亦是由H1N1病毒株造成），也沒出現另一波腦炎，故應與流感無關。

古典疫症有數個特色，它們來得洶洶，不知不覺間已殺到大家跟前，但去得也匆匆，席捲過後便突然消失無蹤，而且疫症起先都極其猛烈，造成高致病性及高致命性（統稱「病力」或「毒力」，virulence）的初段或次段爆發，大肆蹂躪後卻出奇地轉趨溫和。

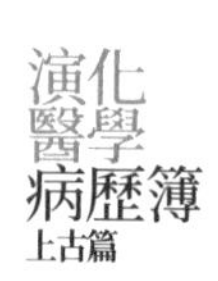

再者，古典疫症的臨床表象與現存的傳染病都不盡相同，它們也是機會主義者，（不知巧合與否）專揀亂世下手來增加死亡率，好像三國前期的建安瘟疫、一戰時期的西班牙流感、文革時期的香港流感。

繼續討論這課題前，先讓我講個故事。

從前有個牧人，在牧場養了一群羊。某天，北面山頭來了隻灰狼，牧場的羊欄本可阻擋野獸入侵，但灰狼在羊欄發現了缺口，旋即潛入牧場大開殺戒，羊群傷亡枕藉。

狼殺光了羊，方知大事不妙，之後嚴冬到臨，牠餓得只剩半條狼命。翌年春天，倖存的羊很快便繁殖起來，貪婪的狼再次肆無忌憚地殺戮羊群，一如所料，牠結果又落得勒緊肚皮過冬的下場。數年下來，狼終於明白趕盡羊群，便等同殺絕自己，要保命得先讓對方存活，故收斂殺性，只挑選羊群中的老弱殘兵下手。從此，羊狼共處，過著幸福快樂的生活。

好了，大家且從故事中不同角色的視點稍作分析。

首先是灰狼，狼吃羊是牠的天性，牠在塞外餓了多年，如今美食當前，自然飛擒大咬，不殺個夠本誓不休（對，就像我們吃自助餐那樣；見〈Chapter 3 中央肥胖症與狩獵採集者〉）。但想深一層，狼殺羊的出發點是為了獲取食物令自己存活，而非滅絕對方，假使羊死光了，狼便會失去依靠，那其實對自己一點好處也沒有，故此，為了生存的可持續性（sustainability），牠便必須調整羊狼之間的長遠定位。

至於羊群，牠們最初未見識過狼，也不懂如何應付狼襲，被殺個措手不及實意料中事。然而，狼口餘生的羊也因而有了警覺性和學懂逃跑，在繼後的狼襲，遭殃的往往是年老體弱的成員（即所謂汰弱留強），但牠們的犧牲，卻換來群體的延續。

人類與疫症的相互性，也可以羊與狼作類比，一場疫症的演化盛衰，大致有四個階段：

一、接觸與感染（exposure and infection）：自然界存在無數未知的病原體，就如羊欄以外也有無數未知的猛獸，幸好個別病原體一般有慣常的宿主與生態條件，只會偶爾透過意外接觸傳給其他物種，不過由於雙方生理差異，該等感染大多會無疾而終。但假使機緣巧合，病原體成功落戶新的物種譬如人類，便有可能引發疫病的次章。

二、傳播（transmission）：撮合病原體與新宿主的，多是由於自然環境轉變，以致雙方有接觸及引發感染的風險；然而，當加入了人的元素，這個風險便會大大提升，我們或是破壞環境惹出潛藏的病原體，更甚者將原本的宿主（連帶病原體）直接引入自家食物鏈或食物市場中，那就等於親手把羊欄鑿破，結果只會引狼入室。病原體能否導致疫症，得視乎其在新宿主間傳播（即人傳人）的能力，假若病原體只懂從舊宿主跳到新宿主而不能在新宿主間互相感染，疫情便會就此熔斷。

三、流行性蔓延（epidemic spread）：在陌生環境即人體裡，天擇效應會加速病原體演化，並設法甄選出能夠適應在人體存活、繁殖以至人傳人的菌株或病毒株，它們的複製力及擴散力增強的同時，致病性也往往隨之遞升。致病性愈高，殺傷力便愈強，新的病原體遇上新的宿主群，就如狼入羊欄，造成疫症大爆發兼重大傷亡。

四、疫症調適（establishment）：上述解釋了為何疫症初發大都極之凶狠，但這未必對病原體有利，因為將宿主消滅殆盡，自己也會無以為繼，疫症的生命週期勢必告一段落。這時，天擇便再次發揮作用，篩除高致病性、高複製性的病毒株，務求在不殺死宿主的前提下令病毒可持續發展，最終融入人類社群，成為恆常及相對低殺傷的風土病（endemic disease）[2]。

病毒也是生命體，它們存在的價值也是盡量繁衍，令基因可以延續下去（所以我們不應妖魔化病毒和疫症，甚至妖魔化狼），能夠促進這目標的生態自然成為天擇中的優勢，反之則會拖累病毒受到淘汰。

在感染初期，高複製率有助病毒擴散和疫症流行，但其附帶的高致病性亦容易消滅宿主，就像狼殺光羊後，自己也不會好過。假以時日，病毒會由於基因異變逐漸分支成不同的病毒株，而個別病毒株也具備各自的生理特質，譬如複製率、散播率或致病性上的差別，構成了病毒株之間的競爭和篩選。長遠來說，天擇會傾向淘汰致病性較強的病毒株，而較溫和但容易散播的病毒株則獲保留下來，因為這有利於病毒（作為一個「族群」的）繼續延展，也符合了物競天擇的原則。

2 根據美國疾病控制中心，「風土病」可定義為在同一地理區域內人群中持續存在或通常流行的疾病或傳染病，風土病的爆發程度是穩定可控，確診數字也需與預測的相近。

人體騎劫記

假使一個宿主（就當是閣下）被病毒感染了，病毒要怎樣對待你這人質才能獲得最大回報？

常識告訴我們，人質是談判的籌碼，故劫機者不會貿然撕票，同樣地，病毒也切忌殺死或太快殺死你，因為它仍要利用宿主來開枝散葉，過早同歸於盡對自己根本沒有好處。病毒亦不應令患者症狀過重，要是你病得整天躺在床上，能被感染的就只有身邊的緊密接觸者，反之症狀輕微甚至無症狀帶菌的，便能如常上班、上學，好讓病毒在社區散播。因此，在天擇效應下，病毒的殺傷力與致病性便被逐漸下調，以在宿主復原（或死亡）前達至最大的感染覆蓋面與延續性。

部分病毒更懂得製造特定的症狀來增加其傳播力，例如令宿主上呼吸道分泌大量口水鼻涕，加上咳嗽和打噴嚏，將充滿病毒的飛沫和氣溶膠向四周噴灑，令方圓數米之內的圍觀者立時中招。消化道感染也是以同一策略播毒，製造大量嘔吐物及排泄物來污染環境、食水和食物，令不虞有詐的病從口入。更絕是狂犬症病毒，會入侵事主腦部令牠／他發狂和攻擊其他同類或動物，然後透過帶有病毒的唾液直接感染對方（沒錯，就像劇集的喪屍一樣）。

故此，病毒就如電影的黑幫分子，以激進手段發跡，但不久便會「從良」改以正行生意做掩飾，更會利用無症狀感染者混入社群，甚至演化出各種增加傳播性的技倆。

除了天擇推動的自我馴化，病毒在群體中的致命率也會因為宿主出現了免疫力而得以下降，那就等於羊被狼咬過或抓過後，從此便學會逃跑。同樣地，人類染疫雖有可能病歿，但假若能夠倖存及復原，當事人的免疫系統便會擁有抵抗力，此後也可消弭病毒的破壞力。

兇猛霸道的疫症歷史上比比皆是，但數輪洗禮過後，很快便已消聲匿跡，這流行病學現象反映了疫症的調適過程，一方面，人類衍生出能夠適應病毒的免疫力，病毒也因為天擇效應下調了對人類的殺傷力，將原本猛烈的症狀卸掉，退化或（to be exact）進化成一般的季節性上呼吸道及腸胃感染（這會被解讀成疫症突然「消失」）。正所謂緣分到了，危機便自動解除，不少古典疫症也是如此就解除了（按：一、以上所說仍屬理論，雖有動物數據支持[3]，但是否適用於人類社群，還得看新疫症的後續發展；二、傳統上，約莫15%至20%的上呼吸道感染——俗稱傷風——也是由故有的冠狀病毒引起）。

噢，差點忘了劇中另一角色——牧人；他（她）的取態和動態，也會左右羊狼間的長遠關係。倘若每遇狼襲牧人也積極介入，不惜代價試圖全面堵塞羊與狼的接觸，那麼，羊群便永遠沒有歷

3 1895 年，拓荒者將兔子從歐洲帶到澳洲野放（按：澳洲本無原生兔類），由於缺乏天敵，兔子很快便大量繁殖起來，更危及當地原生動物。上世紀五十年代，為了控制兔口，專家便將黏液瘤病毒（myxoma virus）引入澳洲，該病毒等同兔子的黑死病，牠們染疫後全身長出濃腫，繼而在數天內併發肺炎而亡，致命率高達 99.8 %。計劃首年果然令兔量大減，澳兔更幾乎全軍覆沒，可是病毒之後卻開始失效，不出數載，感染的致命率已暴跌至 25 %，染疫的兔子也只會長出輕微的皮疹甚至沒有症狀。澳兔的勝利（其實病毒也勝利了；輸的只有人類），引證了流行病學的疫症調適效應，病毒的致病性因天擇而降低，兔子也衍生出抵抗病毒的免疫力。

練，狼也永遠不懂收斂殺性，兩者的相互調適亦永遠不會發生，結果，狼繼續是兇猛的狼，羊也繼續無力自保。

古人面對疫症只得聽天由命（即是等緣分來到），猶幸現代醫學為我們提供了疫苗，大家才可以反客為主。簡單來說，疫苗的原理是將病毒抗原引入人體來模擬染疫，這樣便能刺激免疫細胞產生抗體以備對付真正的病毒。公眾疫苗計劃就等同牧人定期為羊群舉行防狼演習，令牠們在狼來了時懂得應變。當然，這類演習純屬自願參與，部分羊可能會想出諸多藉口推搪，不過到頭來吃虧只會是自己。

雖說病毒遲早也會自我馴化，但前設是它正面對妨礙其繁衍的篩選壓力，假若剔除了篩選這因素，病毒根本不會替你降低毒性來遷就繁殖機率（因為沒有需要）。同樣地，假設牧場的羊是無限量供應，狼也必定永遠保留甚至增加殺性，以上情況亦見於人類的疫病。

西班牙流感第一波疫情在 1918 年春夏間爆發，但最兇狠是緊接其後、持續了六個月的第二波疫情，當時軍營、戰壕及戰地醫院擠滿年輕士兵，可謂無限量供應，令病毒瘋狂散播。由於不愁沒有宿主，病毒的致命性便能肆意提升，結果造成重大傷亡。

因此，當我們面對疫症，縱使其殺傷力未必太強或正在減弱，大家也千萬不可掉以輕心，保持社交距離、減少聚會、潔手、接種疫苗等對病毒來說都是阻截它們繁衍（及迫使其馴化）的篩選壓力，倘若我們因輕敵而放鬆了這些壓力，難保病毒不會強勢回歸。

（本部完，待續。）

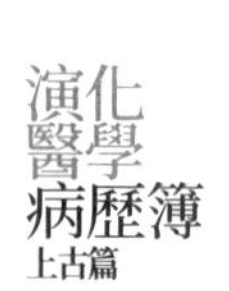

參考書目

Chapter 1 ：壞血病與靈長類

Dobson, M.（2013）. *Disease: The Extraordinary Stories Behind History's Deadliest Killers*. London: Quercus Editions.

Le Couteur, P., & Burreson, J.（2004）. *Napoleon's Buttons: 17 Molecules that Changed History*. New York: Tarcher/Penguin.

Lachapelle, M. Y., & Drouin, G.（2011）. Inactivation dates of the human and guinea pig vitamin C genes. *Genetica*, 139（2）, 199–207.

Drouin, G., Godin, J. R., & Page, B.（2011）. The genetics of vitamin C loss in vertebrates. *Current Genomics*, 12（5）, 371–378.

Boaz, N.（2002）. *Evolving Health: The Origins of Illness and How the Modern World is Making Us Sick*. New York: John Wiley & Sons.

Chapter 2 ：腰背痛與直立人

GBD 2017 Disease and Injury Incidence and Prevalence Collaborators.（2018）. Global, regional, and national incidence, prevalence, and years lived with disability for 354 diseases and injuries for 195 countries and territories, 1990-2017: a systematic analysis for the Global Burden of Disease Study 2017. *The Lancet*, 392（10159）, 1789–1858.

Krogman, W. M.（1951, December）. The scars of human evolution. *Scientific American*, 185（6）, 54–57.

Cook, D. L., Buikstra, J. E., DeRousseau, C. J., *et al*.（1983）. Vertebral pathology in the afar australopithecines. *American Journal of Physical Anthropology*, 60（1）, 83–101.

Lovejoy, C. O.（1988, November）. Evolution of human walking. *Scientific American*, 259（5）, 118–125.

Bramble, D. M., & Lieberman, D. E.（2004）. Endurance running and the evolution of Homo. *Nature*, 432（7015）, 345–352.

Lieberman, D. E.（2014）. *The Story of the Human Body: Evolution, Health and Disease*. New York: Vintage Books.

Gribbin, J., & Gribbon, M.（1990）. *Children of the Ice: Climate and Human Origins*. Oxford: Basil Blackwell.

Chapter 3 ：中央肥胖症與狩獵採集者

GBD 2015 Obesity Collaborators.（2017）. Health effects of overweight and obesity in 195 countries over 25 years. *The New England Journal of Medicine*, 377（1）, 13–27.

World Health Organization.（2021）. *Obesity and Overweight*. Retrieved May 24, 2022, from http://www.who.int/news-room/fact-sheets/detail/obesity-and-overweight

Centre for Health Protection.（2019）. *Obesity*. Retrieved May 24, 2022, from https://www.chp.gov.hk/en/healthtopics/content/25/8802.html

Centre for Food Safety. *Nutrients Definition and Function*. Retrieved May 24, 2022, from https://www.cfs.gov.hk/english/nutrient/nutrient.php

Centre for Health Protection. *The Food Pyramid — A Guide to a Balanced Diet*. Retrieved May 24, 2022, from https://www.chp.gov.hk/en/static/90017.html

Eaton, S. B., & Konner, M.（1985）. Paleolithic nutrition. A consideration of its nature and current implications. *The New England Journal of Medicine*, 312（5）, 283–289.

Vardi, P., & Pinhas-Hamiel, O.（2000）. The young hunter hypothesis: age-related weight gain — a tribute to the thrifty theories. *Medical Hypotheses*, 55（6）, 521–523.

Lev-Ran, A.（2001）. Human obesity: an evolutionary approach to understanding our bulging waistline. *Diabetes/Metabolism Research and Reviews*, 17（5）, 347–362.

Eaton, S. B., & Eaton, S. B.（2003）. An evolutionary perspective on human physical activity: implications for health. *Comparative Biochemistry and Physiology. Part A, Molecular and Integrative Physiology*, 136（1）, 153–159.

Lieberman, L. S.（2008）. Diabesity and Darwinian Medicine: the evolution of an

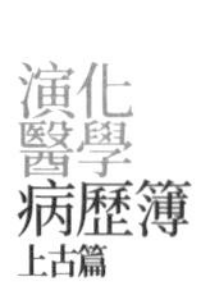

epidemic. In: Trevathan, W. R., Smith, E. O., & McKenna, J. J.（Ed.）, *Evolutionary Medicine and Health: New Perspectives*（pp. 72–95）. New York: Oxford University Press.

Chapter 4：盲腸炎與智人

Sagan, C.（1977）. *The Dragon of Eden: Speculations of the Evolution of Human Intelligence*. New York: Ballantine Books.

Wong, K.（2009, January）. The human pedigree: a timeline of hominid evolution. *Scientific American*, 300（1）, 60–63.

Eccles, J. C.（1989）. *Evolution of the Brain: Creation of the Self*. New York: Routledge.

Leonard, W. R.（2002, December）. Food for thought. Dietary change was a driving force in human evolution. *Scientific American*, 287（6）, 106–115.

Mann, N.（2000）. Dietary lean red meat and human evolution. *European Journal of Nutrition*, 39（2）, 71–79.

Wrangham, R., & Conklin-Brittain, N.（2003）. 'Cooking as a biological trait.' *Comparative Biochemistry and Physiology. Part A, Molecular and Integrative Physiology*, 136（1）, 35–46.

Diamond, J.（1992）. *The Third Chimpanzee: The Evolution and Future of the Human Animal*. New York: Harper Perennial.

Aiello, L. C., & Wheeler, P.（1995）. The expensive-tissue hypothesis: the brain and the digestive system in human and primate evolution. *Current Anthropology*, 36（2）, 199–221.

Nesse, R. M., & Williams, G. C.（1998, November）. Evolution and the origins of disease. *Scientific American*, 297（5）, 86–93.

Relethford, J. H.（2008）. Genetic evidence and the modern human origins debate. *Heredity（Edinburgh）*, 100（6）, 555–563.

Pollard, K. S.（2009, May）. What makes us human? Comparisons of the genomes of humans and chimpanzees are revealing those rare stretches of DNA that are ours alone. *Scientific American*, 300（5）, 44–49.

Chapter 5 ：腕管綜合症與夏娃

Shadravan, F.（2008）. *Beyond Darwinism, Waiting at the Gate of Eden.* San Francisco: Bahman Press.

Rosenberg, K. R., & Trevathan, W. R.（2001, November）. The evolution of human birth. *Scientific American*, 285（5）, 72–77.

Trevathan, W. （2010）. *Ancient Bodies, Modern Lives: How Evolution has Shaped Women's Health*. New York: Oxford University Press.

DeSilva, J. M., & Lesnik, J. J.（2008）. Brain size at birth throughout human evolution: A new method for estimating neonatal brain size in hominins. *Journal of Human Evolution*, 55（6）, 1064–1074.

Leigh, S. R.（2012）. Brain size growth and life history in human evolution. *Evolutionary Biology*, 39, 587–599.

Chapter 6 ：衰老、更年期與部落結集者

Young, A.（1997）. Ageing and physiological functions. *Philosophical Transactions of the Royal Society of London. Series B, Biological Sciences*, 352（1363）, 1837–1843.

Maynard Smith, J.（1962）. Review lectures on senescence - I. The cause of ageing. *Proceedings of the Royal Society of London. Series B, Biological Sciences*, 157（966）, 115–127.

Rodriguez-Manas, L., & Fried, L. P.（2015）. Frailty in the clinical scenario. *The Lancet*, 385（9968）, e7–e9.

Allman, J. M.（1999）. *Evolving Brains*. New York: Scientific American Library.

Jacobs, G. H.（2009）. Evolution of colour vision in mammals. *Philosophical Transactions of the Royal Society of London. Series B, Biological Sciences*, 364（1531）, 2957–2967.

Dunbar, R. I. M.（1992）. Neocortex size as a constraint on group size in primates. *Journal of Human Evolution*, 22（6）, 469–493.

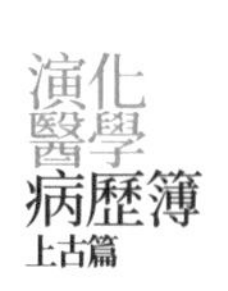

Chapter 7：痛風症與走出世界的人類

Rothschild, B. M., Tanke, D. & Carpenter, K.（1997）. Tyrannosaurs suffered from gout. *Nature*, 387（6631）, 357.

Oda, M., Satta, Y, Takenaka, O., *et al*.（2002）. Loss of urate oxidase activity in hominoids and its evolutionary implications. *Molecular Biology and Evolution*, 19（5）, 640–653.

Keebaugh, A. C., & Thomas, J. W.（2010）. The evolutionary fate of the genes encoding the purine catabolic enzymes in hominoids, birds and reptiles. *Molecular Biology and Evolution*, 27（6）, 1359–1369.

Wells, S.（2002）. *The Journey of Man: A Genetic Odyssey*. Princeton, NJ: Princeton University Press.

Sykes, B.（2001）. *The Seven Daughters of Eve: The Science that Reveals our Genetic Ancestry*. New York: W. W. Norton & Company.

Nielson, R., Akey, J. M., Jakobsson, M., *et al*.（2017）. Tracing the peopling of the world through genomics. *Nature*, 541（7637）, 302–310.

Wen, B., Li, H, Lu, D., *et al*.（2004）. Genetic evidence supports demic diffusion of Han culture. *Nature*, 431（7006）, 302–305.

後話：餓狼傳說

Cartwright, F. F., & Biddiss, M.（2014）. *Disease and History*（3rd ed.）. London: Thistle Publishing.

Ebert, D., & Bull, J. J.（2008）. The evolution and expression of virulence. In: Stearns, S. C., & Koella, J. C.（Ed.）, *Evolution in Health and Disease*（2nd ed.）（pp. 153–167）. New York: Oxford University Press.

演化醫學病歷簿

都市病溯源，看基因的變奏、遺傳與天擇

上古篇

作者　麥煒和醫生

總編輯　葉海旋

編輯　黃秋婷

書籍設計　Tsuiyip@TakeEverythingEasy Design Studio

內文相片　Shutterstock（P.107,113,133,136,147）

istockphoto.com（P.134）

出版　花千樹出版有限公司

地址　九龍深水埗元州街 290-296 號 1104 室

電郵　info@arcadiapress.com.hk

網址　www.arcadiapress.com.hk

印刷　美雅印刷製本有限公司

初版　2022 年 6 月

ISBN　978-988-8789-03-0

本書內容僅作學術討論及知識交流。本書提及的治療方法未必適合每一位讀者，如有任何疑問，請向註冊醫生徵詢專業意見。
